「これ」だけは知っておきたい

高齢者ケアにおける
命を守る知識と技術

超基礎編

髙野 真一郎（日本プライマリ・ケア連合学会 認定医・指導医）

改訂 第2版

MEDICAL
Publisher

改訂版 まえがき

やらなければいけないことがある……。 さて、どうやればいいんだ？

　私たちは看護師、介護スタッフ、事務スタッフ、時には家族として、患者さん・要支援者・要介護者と関わっていくわけですが、本来ならば介護の仕事については医師が口を出すところではありません。しかし、一部には少し（かなり？）古い考え方や習慣が存在し、残念だなって感じる機会が多々あります。

　本書では、医師の指示の考え方を含め、基礎的な、今さら人には聞けないことを中心に、これを知っておくと非常に優秀って内容にも少しだけ踏み込んで伝えていこうと思っています。詳しい数値などは、ざっくりと大雑把に書いてあります。だいたいこんな感じで知っておけばよいという内容です。正確な数値に関しては医師に任せましょう。

　本書の対象は、しばらく職場から離れていた看護師、介護施設の管理責任者、スキルアップしたい介護スタッフ、リハビリテーションに携わる言語聴覚士、理学療法士、作業療法士、家族など、現在もしくは今後、看護・介護の勉強が必要な方々です。

　現在、仕事などで本書の知識を必要としている方はもちろんですが、一番読んでほしいのは、今は元気でも今後の自分や家族のために必要となる一般の方々です。

　また、職場で専門知識や技術が心もとない人がいたら、本書のことを教えてあげてください。

　全てに目を通し、知らなかったところor忘れていたところを確認しましょう。

　最初は知らなくても忘れていても大丈夫。10回勉強しても覚えられない

なら、11回目の勉強をすればいいんです。知らなかったり、忘れたりする
のはあたりまえです。命に関わる看護・介護に触れる以上、復習すること
は義務です。何度でも勉強しましょう。

　介護施設や自宅での看護・介護は、病院での看護・介護とは違うから、
医師より自分のほうが正しいと主張する方もいらっしゃいますが、ご存じ
のように国家の方針は病院から在宅への移行を重要視しています。自宅で
人工呼吸器も動かせるし、点滴や透析もできるのです。介護のための看護
と、治療のための看護は異なる点もありますが、同じ知識を共有しておく
ことは非常に重要です。
　看護・介護を望まれた時に、自分にできないことを伝えるのではなく、
望み通りにしてあげるためには何ができるのかという考え方ができればす
ばらしいと思います。

　患者さんにとってベストの選択ができ、責任ある看護・介護が行えるよ
うに、知識と技術を確実なものにしていきましょう。

　本書の内容は超基礎的な医学知識です。私が講義をしているような口語
調で書いてあるので、とっつきやすいと思います。超基礎的な内容ですが、
全てを理解している研修医・看護師は皆無です。本書の内容を簡単すぎる
と一蹴する医療関係者には注意してください。わかっているつもりになっ
ているだけの可能性があります。また、口語調は信頼できないという人も
いますが、本書の内容は信頼性の高い文献、ガイドラインに基づいていま
す。そのような人は、おそらく全く勉強していない人、ネットから得た知
識のみの人、本書の内容を確かめてもいない人なのでしょう。勉強をして
現場のことも知っていれば、そんなことが言えるわけないので。

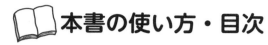

本書の使い方・目次

各項目に◉、○、△の印がついています。あくまで筆者の私見ですが、その内容が看護師、介護スタッフにとって、どれくらい重要かを示すものです。参考にしてください。

(例)

看	介
◉	○

看……看護師　　　◉……絶対に知っていないとヤバいです。
介……介護スタッフ　○……知っていて当然です。
　　　　　　　　　　△……知っていると非常に優秀です。

第10章

🩹 介護スタッフが行える医療的ケア ……………………215

第11章

⦿ 酸素 …………………………………………………………229

∿ 第1章　バイタルサイン

　医療設備が十分ではない病院以外の場所で、人の看護や介護をすることはすごく怖いことです。

　体調が悪化していないか、体内で命に関わるような変化が起こっていないか、不安がつきまとうことでしょう。その兆候をつかむのがバイタルです。

　医師がどのように患者さんを診ているのかという視点もあわせて、バイタルの知識を整理しましょう。

　看護師は完全にマスターできれば最高ですね。

　介護する人も、できれば全部覚えてください。毎日のバイタルがきちんと記録されていると、医師が診察する時に非常に助かりますから。

バイタルとは？

　「バイタル」とは正しくは「バイタルサイン」(Vital Sign) のことで、「生命徴候」という意味です。英語の頭文字を取ってv/sと略すこともあります。通常は「バイタル」でOK。

　病院はもちろん、道端でも、新幹線の中でも、手術室や救急室でも、アフガニスタンの戦場でも、まずはバイタルからチェックしていきます。

　患者さんの状態を判断する指標として、バイタルは非常に重要です。

　人間が生きていくためには、

（1）全身に必要な血液を送る

（2）血液に十分な酸素を取り込む

（3）臓器が十分に動くことのできる体温を保つ

およそこの3つが必要です。これをバイタルに置き換えると、

（1'）心臓→血圧、脈拍

（2'）肺　→呼吸数・呼吸状態、SpO_2

（3'）体温→体温

となります。
計測した値がおかしいと感じたら、観察と計測を必ずやり直しましょう。

バイタルの基本

　医師が患者さんを診察する時も、看護師からの報告を聞く時も、まずは
バイタルのチェックから入ります。医師は最初に患者さんの重症度、命の
危険性について考え、それから検査や治療について考えていきます。
　チェックするのは、次の4つです。

- 血 圧：110〜140（収縮期血圧）/60〜90（拡張期血圧）
- 脈 拍：50〜100
    ※50以下は脈が遅い徐脈、100以上は脈が速い頻脈
- 体 温：35〜36度台が平熱、37.5度以上が発熱、38.0度以上が高熱
- 吸数数・呼吸状態：16〜20回/分
    （ハァハァ苦しい状態はだいたい20回以上）

　だいたいの正常な値（最近の医学用語では正常値ではなく基準値と呼び
ます）はこんな感じです。大雑把でOKです。

　血圧、脈拍、体温の測り方は皆さんご存知だと思うので割愛します。
　呼吸数・呼吸状態は、脈を取る時にチラ見してください。
　呼吸数は15秒間数えて4倍しましょう。正確な数値は不要です。だいた
いでOK。同時にサチュレーション（SpO$_2$ P21参照）も測りましょう。

　また、報告の順番も重要です。次の順番で報告する癖をつけましょう。
　血圧→脈拍→体温→SpO$_2$

　この順番は救急外来や災害現場、戦場での報告のルールです。
　医師から何も指示がない時にはこの順番で報告しましょう。

バイタルチェックは全体を診る

　バイタルやアナムネーゼ(アナムネと略する場合も。患者さんの病歴・入院歴などを聞くこと)を取る時は、患者さんの状態をチェックするチャンスです。

　あいさつをしながら、全身、顔、眼を観察します。その時に、次のことを確認しましょう。

- まっすぐ座ることができているか
- 麻痺、拘縮はどうか
- 眼は見えているか、斜視はないか、眼脂(めやに)はついていないか
- 活気や顔色はどうか
- 話し方に変わりはないか(ろれつがおかしくなっていないか)
- 爪、結膜、口唇が貧血様(血色が悪く、蒼白な状態)ではないか
- 服は汚くないか
- 髪の毛や耳をお風呂できれいに洗っているか
- 耳の聞こえ方に変化はないか
- 明らかな外傷はないか
- 更衣を手伝っている際に顔をしかめたりしてないか　など

　また、バイタルをチェックする時は、次のことに注意しましょう。

- 呼吸が苦しそうではないか
- 触れた時の体温はどうか(温かいor冷たい)
- 皮膚の状態はどうか(乾燥or湿潤)
- 診察や治療に協力的か
- 四肢が多動していないか　など

医師は診察に入る前から、患者さんに関する情報をできるだけ多く得ようと観察していますが、それでも見逃すことがあります。周りのスタッフは気づいたことがあったら、医師に伝えてください。

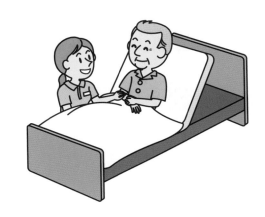

1人の目よりも複数の人の目で患者さんを診ていきましょう。

一番大切なことは、看護師の勘、毎日近くで接している家族や介護スタッフの勘です。

「何となく……、いつもと違う気がする……」

このような違和感は自分の中だけに閉じ込めないで、必ず医師に伝えてください。

専門用語が出てこなければ、拙い表現でも構いません。言葉が足りずにうまく報告できないことに対して、医師が本気で怒ることは絶対にありえません。が、報告しなかったことに対しては本気で怒ります。

集めた情報をもとに、医師が最終的な判断を下します。医師が患者さんにとって最良の判断をするために、些細な出来事でも報告してください。自分のため、患者さんのために「何となく変かも」という勘を磨きましょう。

ただし、医師以外のスタッフが医療的な判断をすることはやめてください。非常に厄介なトラブルに巻き込まれる可能性がありますから。

血圧、脈拍、体温、SpO₂について

血圧について

血圧には収縮期血圧と拡張期血圧があります。

● 収縮期血圧

　＝心臓が縮んで、血液を全身（脳を含め）へ送る力

● 拡張期血圧

　＝心臓が膨らんで、血液を心臓の冠動脈へ送る力

　一般的には、収縮期血圧を「上」または「最高血圧」、拡張期血圧を「下」または「最低血圧」と呼びます。

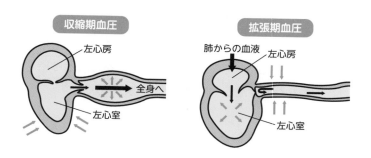

　基準となる数値は収縮期血圧（上）は140以下、拡張期血圧（下）は90以下ですが、この基準値にとらわれることなく、普段と比べてどれくらい差があるかを重視しましょう。

いつも同じ機器で計測して、普段よりも30くらい異なる場合には要注意です。「上」と「下」、どちらか一方でも異常があれば医師に報告しましょう。

血圧の単位はmmHg（水銀柱ミリメートル）です。
　これは手動の血圧計で測定する際、ポンプでシュコシュコと空気を送ってマンシェットを膨らまし、水銀柱の水銀が何ミリメートル上昇するかによって血圧を測っていたので、「水銀柱ミリメートル」という単位がつけられています。最近の自動血圧計は正確に測定できるようになってきたので、水銀の血圧計の使い方や単位は覚えなくても構いません。

脈拍について

● 徐脈と頻脈

　心臓は、収縮したあとに、十分拡張して心臓内に血液をたっぷり溜めてから再度収縮することで全身に血液を送り出します。

　脈が速くなる（＝心臓の収縮・拡張運動が速くなる）と、当然、同じ時間で送る血液の量も多くなりますが、速くなりすぎると心臓が十分拡張する前に次の収縮が始まるため、心臓から押し出す血液量が足りなくなります。心臓の拡張が不十分な状態なので、拡張不全といいます。

　脈が遅い場合は明らかにヤバいと判断できると思いますが、速すぎてもダメなんです。

● 脈拍　50以下→徐脈

● 脈拍100以上→頻脈

　「徐脈」と「頻脈」、どちらもヤバいんです。こんな時は必ず、血圧を測り、動悸などの有無も確認するようにしましょう。

　血圧が正常ならば、緊急に対処しなくても大事に至ることは少ないでしょう。
　「緊急」ではなくても、普通に急いでくださいね。

脈拍120以上が持続して下がらない

　このレベルだと前述の拡張不全である可能性が高いので、緊急に対処する必要が出てきます。

　頻脈には致死的不整脈（死に至るおそれがある不整脈）の場合もあるので、その危険性はある程度は理解していたと思いますが、拡張不全も頭に入れておきましょう。

　徐脈と頻脈を認めた時には、緊張してください。
　危機的状態である可能性があるからです。

　緊張しつつも、丁寧に再検（再検査）し、患者さんの状態を観察しましょう。同時に普段の脈拍はどれくらいか、心房細動などの不整脈の既往の有無も確認しておきたいですね。

　ドクターコールは躊躇しないでください！

　循環器系のコールを嫌がる医師もいますが、徐脈や頻脈が認められた場合には絶対に相談しましょう。医師以外の人間が勝手に判断して「様子を見たけれどやっぱりダメだった」ということは絶対に許されません。心配なら相談することです（相談内容を、記録することも忘れずに）。

● 不整脈

　徐脈と頻脈以外で、見逃してはいけないのが、心拍数やリズムが一定ではない不整脈です。

　脈を打つリズムが不規則な場合には「心房細動」、「心房粗動」、「期外収縮」の3つの可能性を思い浮かべる癖をつけてください。心房細動、心房粗動については「心房細動の治療」(P258)で述べます。

　「期外収縮」とは、自律神経などの異常による不整脈で、多くの場合、治療の必要性は低いです。「心房性期外収縮」「心室性期外収縮」などがありますが、動悸が激しいなど患者さんに強い自覚症状がある場合には、治療対象になることがあります。医師の判断にしたがいましょう。

▍体温について

　人間は恒温動物なので、暑い場所では汗をかいて体温を下げようとし、寒い場所ではガクガクブルブル震えて筋肉を動かすことで体温を上げようとします。とにかく体温を一定に保とうとするんですね。これは昔、理科の授業で習ったと思います。これをベースに医学的知識を身につけていきましょう。

　そもそも体温が通常より高い発熱状態とはどんな状態なのでしょうか？

　人間は入浴中や運動中、もしくは気温が高い時には当然体温も高くなります。しかし、平常時にもかかわらず体温が高い場合は、体内のどこかで炎症を起こしていると考えられます。いわゆる「熱がある」という状態です。

　ただし熱があっても、主だった症状が見られず、食欲もあるようなら特

に心配することはありません。看護師はそういうケースを何度も経験していると思います。しかし、ここでそのまま放置するのは素人！

　プロは「脱水」に気を配らなければいけません。

　完全な脱水状態であれば、誰でも一目でわかります。重要なのは、症状に出ないレベルの脱水をどのように捉えていくかなんです。これに関しては第2章「水分と栄養」(P35)で説明します。

　脱水に関して、「比較的徐脈」という考え方も覚えておきましょう。

　通常、1度の体温上昇で脈拍が8〜10回/分上昇します。

　脈拍の上昇が小さい場合を比較的徐脈といいます。

　比較的徐脈は、脈拍が「体温(℃)×10−323」を下回った状態と定義されています。
　例えば、体温38度なら、38×10−323＝380−323＝57回/分以下の場合、比較的徐脈と判断されます。
　ただし、不整脈があったり、脈拍を抑える薬を飲んでいたりする場合は除きます。

　通常は、体温が上がると苦しくなるので、脈拍も増えるはずですよね？それなのに体温が上昇しているにもかかわらず、脈拍があまり増えないのが比較的徐脈。

　看護師は国家試験の時に覚えたと思いますが、この代表的な疾患として、レジオネラ感染症、オウム病、サルモネラ感染症、髄膜炎などがあります。

　実際には、これらの疾患と比較的徐脈との関係はあまり重要ではないこともあるのですが、体温と脈拍は強い関係性があるということだけは、頭の片隅に置いておいてください。

SpO₂について

　SpO₂とは、経皮的動脈血酸素飽和度のことです。「サチュレーション」「サチ」「サチュ」「サット」「エスピーオーツー」など、いろんな呼び方があります。

　肺から取り込まれた酸素は、血液中の赤血球の中にあるヘモグロビンと結合して動脈血として全身に運ばれます。その血液中のヘモグロビンのうち、酸素と結びついているヘモグロビンの割合をパーセント（%）で表示します。そのパーセンテージをSpO₂といい、「パルスオキシメーター」という機器を指先につけて計測します。

- 肺できちんと酸素が取り込まれているか
- 酸素を運ぶヘモグロビンの量は十分か
- 体の末端まで血液が運搬されているか

　この3つに異常がないかを調べるんですね。健康な状態であれば、SpO₂は100%に近い値を示します（標高が高いほど酸素濃度・気圧が低下し、SpO₂も低下します。富士山頂ではがんばってもSpO₂＞90%にはなりません）。

　看護師は教科書で、SpO₂とPaO₂（動脈血酸素分圧）について勉強したと思いますが、きちんと覚えていますか？　PaO₂は血液に酸素が溶け込んでいる圧力のことでSpO₂と全く異なります（PaO₂は、病院・診療所以外では見ることはないと思いますので詳しい説明は省略します）。

SpO_2について、最低限押さえておくべきことは、

● SpO_2が90以下≒PaO_2が60以下
● この数値は医師が挿管・人工呼吸管理を考える基準の1つ

この2つは必ず覚えてください。

SpO_2が90以下の状態とは、医師が挿管・人工呼吸器管理の開始を考えるくらいヤバい状況ということ

です。絶対に放置してはいけません。

ところで、SpO_2が80台を示した時、
「サチュレーション90以下！　酸素投与！！」
と、短絡的に行動してはダメですよ！

もし、普段よりSpO_2が低い、90以下といった場合にはどうするか？

まずは、必ず再検すること！！

再検しても低い場合には何か原因があります。
その原因としては、疾患によるものと、それ以外の場合があります。
前者は医師以外の者が診断してはいけませんが、後者について、よくありがちなのがパルスオキシメーターの取り扱いミスがあります。これについては「パルスオキシメーターの使用上の注意点」(P26)で説明します。

ショック状態

　ショックとは急性全身性循環障害のことで、重要臓器機能を維持するのに十分な血液循環が得られない結果、発生する生体機能異常を呈する症候群とされ、通常は動脈圧低下を伴うと定義されます。

　すなわち、

全身重要臓器の血流不足→低酸素血症→細胞の代謝障害→臓器の機能不全→ショック＝死ぬかもしれない（脳や内臓が必要とする血液を確保できない）

という一連の状態です。

　難しいですよね？　こんな難解なことは覚えなくてもいいです。

　一言でいえば、**ヤバい**ってこと！

　血流不足となる機構は、次のような場合です。

- 循環血液量の不足
- 心臓ポンプ作用の低下
- 血管の緊張低下
- 上記の混合性変化　など

　医学書には詳しく解説されていますが、よくわからない人、ピンとこない人もいることでしょう。で、ざっくりと、

ショック状態の可能性あり＝収縮期血圧（上）90以下

　このまま暗記してください。

　血圧が90以下の場合、まずは声をかけて普段と違うところがないか、確認してください。確認しながら血圧を再度測定しましょう。

　意識状態が普段と同じでも脈拍が通常と違う場合（脈が増えていても減っ

ていても）、何かが体の中で起きている可能性がありますので、医師や看護師に相談したほうがいいかもしれません。

　もし意識状態が何となく変と感じたら、寝かせて足を高く上げてください。具体的には、足を心臓よりも高くします。10〜15センチ程高くすれば十分なので、座布団やまくらなどを利用してみましょう。足を上げる際にも声かけは継続し、顔は横に向けて、医師に即座に連絡してください。相談できる医師がいない場合には救急車を呼んでも構いません。

　なお、収縮期血圧（上）が60以上であれば、脳血流が保たれると考えましょう。
　ただし、これはあくまでも医師以外の人の考え方です。やや専門的にいうと、平均血圧（拡張期血圧＋脈圧※÷3）が60〜70であれば脳血流が保たれるといわれていますが、これ以上は専門的になりすぎるのでこの程度でやめておきましょう。※脈圧＝収縮期血圧−拡張期血圧

　で、これもざっくりいうと、収縮期血圧（上）が60以上であることは脳が生きていくための最低条件。逆にいうと、収縮期血圧（上）60以下だと脳が死んでしまうということです。

ショック状態＝収縮期血圧（上）60以下になる

→脳の血流が減少する

→ヤバい

　この図式を必ず頭に入れておいてくださいね。
　ショックの原因には、神経原性ショック、敗血症性ショック、循環血液減少性ショックなどいろいろあります。それぞれの原因によって検査や治療は異なりますが、詳しいことは医師に任せてください。とにかく重要なのは、どういう原因であれ、血圧（上）が60以下になったらヤバい、ショック状態になったらヤバいってことです。

ショックインデックス

　ショックインデックスとは、ショック状態、またはショック寸前の人の命の危険度を知るための指標です。

　出血性ショックの際の予想出血量の概算式ですが、様々な理由でのショック状態の重症度の指標として使われています。

　ショックインデックスはShock Indexの頭文字をとってS.I.と略されることもあります。すでに知ってる人はとても優秀です。知らなかった人はここで覚えて、ついでに他のスタッフにも教えてあげましょう。

S.I.＝脈拍÷収縮期血圧（上）

基準値（正常値）は S.I.＜1.0 で、1.0以上が異常値

健康な人の場合、脈拍60、血圧（上）120くらいなので、
S.I.＝60÷120＝0.5　（1.0以下なので大丈夫）

逆に、脈拍120、血圧（上）60の場合は、
S.I.＝120÷60＝2.0　（1.0以上なのでヤバい）
（ちなみにS.I.＝2.0の場合、2000mlの出血が予測されます）

　S.I.の数値が大きければ大きいほど重症で、危機的な状況ということです。

　脈拍が速ければ速いほど、血圧（上）が低ければ低いほど、S.I.は大きくなります。

　緊急を要する現場では、とにかく命の危険性を素早く判断するために、血圧と脈拍を最初に確認するんですね。

「これ」だけは知っておきたい
高齢者ケアにおける命を守る知識と技術

パルスオキシメーターの使用上の注意点

SpO₂（経皮的動脈血酸素飽和度）をチェックするパルスオキシメーターは指先（耳）の末梢血管に赤い光をあてて、その透過・反射によってSpO₂を計測する機器です。なので、光がきちんとあたっていることが大前提です。それを踏まえて次のようなことに注意する必要があります。

● マニキュアの影響

爪にマニキュアなどを塗っている場合、マニキュアがLEDの透過光を吸収するため、生体を透過する発光成分が変化し、計算値に影響を与えます。透明のマニキュアでも試してみましたが、それでも誤差が大きくなりました。

● 腕や指が圧迫され血流が阻害された時

パルスオキシメーターは血流の変動を利用して測定を行っているため、血流が阻害されると正しい測定ができなくなります。例えば、血圧を測るためのマンシェットを巻いている腕にパルスオキシメーターを装着すると、指先の血流に変化が生じるために測定値に影響を与えます。

● 末梢循環不全が生じた場合

末梢循環（手先、足先などの血行）が悪くなると、計測に十分な血流がないために正確な測定が難しくなります。このような場合には指をマッサージしたり、あたためたりして血流を良くする、あるいは血流の良い別の指で測定するなどの工夫が必要です。

● 周囲の光が強すぎる場合

パルスオキシメーターには周囲の光（照明灯、蛍光灯、赤外線加熱ランプ、直射日光）の影響をキャンセルする機能がありますが、それでも光が強すぎる場合には誤差要因となります。指先に何か被せて光を遮断しましょう。

● **激しい体動がある時**

　体が激しく動くと、ノイズが入るため測定に影響を与えます。

● **周辺の電磁波の影響**

　テレビなどの電化製品や携帯電話、電磁放射の多い医療機器などが近く
にある場合、電磁波の影響により正確な測定ができないことがあります。
実際に、古い電子レンジの横では測定できませんでした。

● **プローブが正しく装着されていない**

　当然ですが、プローブが正しく装着されていないと正確な測定はできま
せん。斜めに装着されていませんか？　確認して、正しくつけ直しましょう。

● **色素の影響**

　検査のために血液中にインドシアニングリーンなどの色素を注入してい
る場合には、これらの色素が赤外線の透過光量に影響を与えます。病院以
外ではこれらの薬を使って検査することはないと思いますが、特殊な検査
では影響が出る場合があるので、一応知っておいてください。

　で、まとめとしてSpO_2が低い時にどうするか。

そのまま放置しない。必ず再検すること！

　プローブを正しくつけ直す、指を変えてみる、あたためて末梢の血液循
環を良くする、プローブをタオルなどで覆う、爪をきれいにするなど。

　少なくともこれくらいはチェックしなければダメです。

　そして、これらのチェックと同様に大切なことが、患者さんの様子や症
状です。

　「バイタルは全体を診る」といいましたよね。機器と指先だけ見ていては
ダメですよ。再検を繰り返している間に治療が間に合わないくらい悪い状
態になってしまったなんてことのないように。

　これらに注意したうえで、パルスオキシメーターを装着しても、SpO₂が異
常値（90以上にならない）である場合には速やかに医師に相談しましょう。
　バイタルとあわせて、患者さんの様子を医師に報告・相談することが人
の命に関わる職業人としての最低限の責務です。

手ぶらの時でもできるバイタルチェック

　機器に頼らないバイタルチェックのテクニックも学んでおきましょう。これは看護師のみ勉強してください。

　例えば、休日の外出中に、偶然倒れている人を見つけたと仮定しましょう。当然、聴診器などの医療機器も持っておらず、周囲には自分以外に医療関係者はいない状況です。

　さて、そんな時に何ができるでしょうか？

　まず、視診はできますよね。
　顔色はどうか、表情は苦しそうか、呼吸数はどうか、会話はできているか、麻痺はありそうか、明らかな外傷はないか、口唇・口腔内・爪・結膜から貧血は見て取れるか、瞳孔不同はないかなど。

　さらに触診もできます。
　体は熱いか冷たいか、汗はかいているか、失禁はあるか、脈拍は速いか遅いかなど。

　聴診は……、さすがに聴診器がないと困難ですね。

　では、バイタルはどうでしょうか？

　手元に聴診器も血圧計もない場合、視診でわかる呼吸数と触診でわかる脈拍くらいでしょうか。

　実は、その他にも手ぶらで得られる情報があるんです。脈を取る際に、皆さんはどこを触診しますか？

経験の浅い看護師でも、触知可能な場所として、右図の（ア）～（エ）が思い浮かぶと思います。

（ア）～（エ）のどこで触知できたかによって、血圧の予測ができるといわれています。

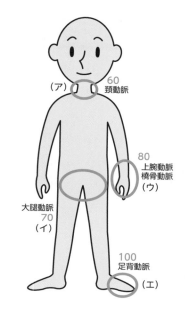

- 頚動脈（ア）が触れる
  → 収縮期血圧（上）60mmHg以上
- 大腿動脈（イ）が触れる
  → 収縮期血圧（上）70mmHg以上
- 上腕動脈・橈骨動脈（ウ）が触れる
  → 収縮期血圧（上）80mmHg以上
- 足背動脈（エ）が触れる
  → 収縮期血圧（上）100mmHg以上

例えば、「脈拍は120、頚動脈は触れるが大腿動脈は微妙」こんな場合はどうでしょうか？

まず、脈拍は触れる動脈であればどこで数えても同じです。で、頚動脈が触れたということは、血圧（上）60mmHg以上はありそうということ。

ただし、大腿動脈が微妙ってことは、血圧（上）70mmHgは微妙ってことです。

血圧（上）が60～70、脈拍が120ということは、S.I.（ショックインデックス）はどうなりますか？

120÷60～70＝2弱

　S.I.が1を大きく上回っているので「重篤なショック状態の可能性あり！」ということがわかります。

　経験豊富な先生方はよく「バイタルに始まりバイタルに終わる」といわれますが、何となく理解できます。これは本当に本当に重要ですから。

　「手と目で診ることが看護の基本」とは、よくいったものですよね。

　さて、触知の際に重要な注意点があります。
　医師・看護師以外の人は、頚動脈（ア）の触知はしないでください。ここは非常に危険なんです。急性喉頭蓋炎を発症していれば窒息死、そうでなくても迷走神経反射を起こして徐脈になって、死ぬ可能性もあります。救急隊も緊急時以外はここでの確認は避けたほうが無難だと思います。
　かつて、私が診察した患者さんで脳梗塞の疑いがあったので、救急搬送した時のことです。立ち会っている医師の指示を聞かずに、左頚部で脈拍の確認をした救急隊員がいました。
　もし、脳梗塞の原因が左頚動脈に引っかかっていた血栓だった場合、脈拍チェックの触診によって血栓ががっつりと脳に飛んでしまい、脳梗塞が急激に増悪して、最悪の場合は死に至る可能性もあります。
　救急隊員は多くの修羅場を経験していると思いますが、近くに医師がいる場合には必ず医師の指示を聞いてください。豊富な経験と知識があったとしても、医師の指示には絶対にしたがうべきです。医師の指示を無視すると、助かる命を逃がすことになりかねません。確かに、医師の話を聞くよりもバイタル測定を優先したくなる気持ちは理解できます。しかし、近くに医師がいるのに、救急隊員が診察・診断する必要は本当にありますか？
　命がかかった現場で、お医者さんごっこは絶対にNGです。
　上記の救急隊員も、せめて右頚動脈を触知すればよかったのに……と思います。なぜ右頚動脈なのかわかりますか？
　非常にざっくりと説明します（ざっくりしすぎていて脳神経専門の先生か

31

らはお叱りを受けるかもしれませんが）。

　人間が腕や足を動かそうとする際に、右の大脳は左半身を、左の大脳は右半身をコントロールします。なので、左頚動脈を触ったことで左頚動脈の内側にへばりついていた塊（血栓）が脳に飛んで行ってしまうと脳の左半球のどこかを詰まらせることになります。場合によっては、右半身を動かせなくなる可能性があるんです。多くの人は基本的には右利きなので、万が一どちらかの手が動かせなくなるかもしれないのなら、せめて利き手が動くほうがいいと思いませんか？

指示の読み方

　看護学校・学部の入学年度によっては、ちゃんと処方箋の読み方を教わっていない人も多いと思います。様々な指示の中でも処方箋と注射伝票の読み方は勉強しておきましょう（注射伝票の読み方はP152を参照）。

　また、看護師はスタッフに飲み方を伝える際に、どんな言葉で伝えればヒヤリハットがなくなるのかを常に意識するようにしてくださいね。

処方箋の読み方

例）　ロキソプロフェンナトリウム　3T　3×

　　　酸化マグネシウム　　　　　　　2.0　2×

　　　大建中湯　　　　　　　　　　　3P　3×v

　　頓　アセトアミノフェン錠(300)　　1T　　1×/10回分

　　　アセトアミノフェン坐薬(200)　10個　1回1個　1調剤

　こんな指示を見たことありますよね。

　基本的には「薬の名前」、「1日の総量」、「何回に分けて内服するか」の順番で書いてあります。

　多くの医師は頓用_{とんよう}指示以外は1日の総量を何回に分けて飲むか指示します（一部、1回分の内服量を書き、それを1日何回飲むという指示もあります）。

　「1日の総量」のところの、Tは錠剤、Cはカプセル、gは粉の薬、Pは粉の中でも一定量がパックされているものを示します。

　例えば、大建中湯は1包(1P)が2.5gなので、「3P　3×」は「7.5g　3×」と同じ意味になります。

　「何回に分けて内服するか」のところですが、「数字」×「アルファベット or 省略」となっています。

　「数字」は1日何回内服するか、「アルファベット」はいつ内服するかを意味します。

　n＝食後、v＝食前、M＝朝食、T＝昼食、A＝夕食、S＝就寝前を示します。

「3×n」は「3食後」という意味です。多くの内服薬は食後なのでnは省略することが多いです。

「2×nMA」は「朝食後と夕食後」の意味です。nは省略して2×MA、さらに分2での内服薬はだいたい朝食後と夕食後なので、MAも省略して2×と書くことが多いです。

「1×vdS」は「vor dem Schlafen」の略で就寝前のことです。ドイツ語なんですね。

「1×S」と略すこともあります。寝る前なので、SleepのSと思ってた人もいるでしょう？

英語ではないんですね。

頓用で「1×」は1回分という意味です。1日何回までと制約がある薬もあるので、2回目が必要な時は医師に確認するのが確実ですね。

アセトアミノフェンの頓用などは、「PL配合顆粒」も一緒に飲んでいる場合は気をつけましょう。アセトアミノフェン中毒はめちゃめちゃ怖いですから。

字が汚くて読めないなど、指示に確信が持てない場合は必ず医師に確認してください。

誤薬は、ナイフで刺し殺すのと同じ殺人行為になり得るから注意しましょう。

第2章　水分と栄養

　生物が生きるためには水分と栄養が非常に大切です。

　植物に水を与えすぎると枯れてしまうのと同様に、人間にも必要かつ十分な水分量があります。

　疾患によってどの程度の水分量を摂ることが必要かも変わってきます。

　足りない場合は餓死してしまうことは想像できると思いますが、摂取しすぎるとどうなるのかよくわからない人もいるでしょう？

　この章ではどんなことに気をつけて介護・看護すべきかを学びましょう。

1日に必要な経口摂取による水分量

人間が生きていくために必要な1日の水分量は以下の通りです。

体重1kgあたり
- 高齢者：約30ml/kg以上
- 成　人：約50ml/kg
- 子ども：約50〜100ml/kg
- 幼　児：約100〜140ml/kg

例えば、体重40kgの高齢者の1日に必要な水分量は、
30ml×40kg＝1200ml＝1.2L
つまり、1日に最低でも約1.2L以上の水分量が必要ということになります。

では、水分の摂取方法について考えてみましょう。方法は3つあります。

- 代謝水（体内で脂肪などの分解時に生成される水）：約0.4L/日
- 食事から得られる水分：約0.4〜1.0L/日
- 経口摂取（直接口から摂取する）による水分

脱水症状を防ぐには「経口摂取による水分」が重要となります。

「1日に必要な経口摂取による水分量」＝
「1日に必要な水分量」－「代謝水」－「食事から得られる水分量」

　例えば、体重40kgの高齢者が1日に必要な経口摂取による水分量（X）は
次のようになります。

X＝1.2L－0.4L－0.4L＝0.4L（＝400ml）

　したがって、生命の維持のために食事以外に摂取すべき最低限の水分量は0.4Lということになります。ただし、これは食事をほんのわずかしか食べない高齢者の場合です。全く食事を摂らない場合は食事からの水分量がありませんので、1.2L－0L－0.4L＝0.8Lの経口摂取が必要という計算になります。

　さらに、後述する不感蒸泄(P38)を考えると、実際にはもっと水分が必要となります。

　ところで、皆さんは患者さんが使用しているコップの容量を知っていますか？

　ただ漫然と何杯飲んだかを数えるだけでは、患者さんの死期を早めてしまう可能性もあります。だいたいで構いませんので、飲んだ量を把握するよう心がけてください。

不感蒸泄

不感蒸泄とは、1日あたり、人間が無意識のうちに気道（気管から肺までの空気が通る道）や皮膚から蒸散する水分のことです。

平熱で室温が28度の時、不感蒸泄は約15ml/kg/日です。体温が1度上がるごとに15％増え、また気温が30度から1度上がるごとに15〜20％増えます（一般的な平均値）。

例えば、体重60kgの人の平熱時（36.5度）の不感蒸泄は
15×60＝900ml

さらに、同じ人が37.5度まで発熱した時の不感蒸泄は
900×1.15＝1035ml

さらにさらに、同じ人が38.5度まで発熱した時の不感蒸泄は
1035×1.15＝1190ml

つまり、体温が38.5度の時は平熱の時より290mlも多く水分を摂取する必要があるのです。もちろん、これは汗をかいていない場合なので、実際には不足する水分はもっと多くなります。

高齢者はエアコン嫌いな人が多いので、夏は気をつけてください。小児と高齢者は簡単に脱水状態になりやすいので、夏場はエアコンがついているかどうかのチェックを施設のスタッフ全員にお願いしましょう。

施設管理者の中には「電気代がかかる」「チェックするマンパワーが足りない」などいう人もいますが、脱水は簡単に人間の命を奪います。施設側に人命と毎月の電気代をてんびんにかけてもらいましょう。よもや電気代のほ

うが大切だという施設はないと思いますが。

　成人の不感蒸泄に関する体温と室温の関係は、だいたいこんな感じです。

◉ **不感蒸泄**

条　件	水分喪失量(ml)
平熱、発汗(ー)、室温28度以下	900
発熱(38度以上)、軽度発汗、室温28〜30度	1000〜1500
中程度の発汗、室温32度以上	1500〜3000
高度発汗、室温が著しく高い	3000以上

　高齢者の場合は基礎代謝も落ちているため、水分喪失量はこれよりも少なくなると思います(約5〜8割程度)。

　ただし、心不全や腎不全の人にどんどんお水を飲ませると、命を危険にさらすこともあります。注意しましょう。

　不感蒸泄は、気温や湿度、また筋肉量などの基本的な体格や活動量、心臓や腎臓がどれだけの機能を保っているかなどによって異なります。主治医の意見を聞きながら、適切な量の水分を摂取する必要があります。もっとも、喉が渇いた時に水を飲むことができれば問題ないでしょう。

1日に必要な水分量のまとめ

　高齢者の1日に必要な水分量は次のようになります。生きるための最低限必要な水分量と考えてください。

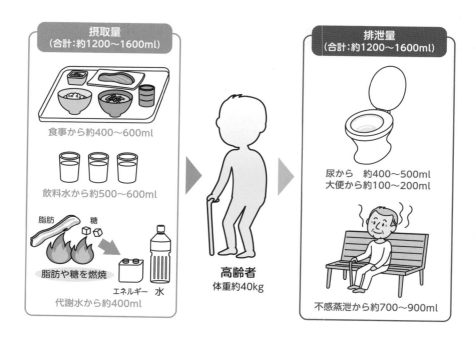

摂取量
（合計：約1200～1600ml）

食事から約400～600ml

飲料水から約500～600ml

脂肪　　　糖

脂肪や糖を燃焼

エネルギー　水

代謝水から約400ml

高齢者
体重約40kg

排泄量
（合計：約1200～1600ml）

尿から　約400～500ml
大便から約100～200ml

不感蒸泄から約700～900ml

水分が関わる重要な疾患

体内の水分量に注意すべき疾患について基本的なことを押さえましょう。

心不全

　心臓の不調が原因で脳、肝臓、腎臓などの臓器に十分な血液・栄養を送ることができなくなった状態を「心不全」と呼びます。簡単にいうと、心臓が弱って、血液を全身に送り出す力・血液量と全身から血液を心臓に戻す力・血液量のバランスが崩れた状態です。

　心臓は急な変化には対応できませんが、ゆっくりとした変化には徐々に対応していきます。それでもどんどん悪化してしまうと対応しきれずに症状が出てきます。

　代表的な症状としては、動悸(ドキドキ感)、動作時の息切れ、呼吸困難、体のむくみ、体重増加などがあります。重症化してくると、夜間に突然息苦しくなって目が覚めたり、さらに進行すると安静時でも息切れしたりします。

　心不全が増悪する可能性がある人は、最低でも週1〜2回は体重測定できると良いですね。

　基本的に高齢者の体重変化は非常に少ないです。
　急に体重が減った時には、癌などの出血性病変が原因で、体のどこかで出血していて、その出血した分が体外に出て、体重が減っている可能性もあります。

逆に急に体重が増えたら、水分が十分に排出されていない、つまり体内の水分バランス（摂取する量と排泄する量のバランス）が崩れているということなので、心不全や腎不全を想定しなければいけません。

体重はとても重要な指標になるんです。

間違っても、高齢者の体重変化を「太った」「痩せた」で片づけてはいけません。医師の中にも、体重が増えた理由は「よく食べているから」と考え、体重増加を防ぐために食事制限などを指示するような実力の持ち主もいらっしゃいます。見かけたら優しく教えてあげましょう。

見た目の変化はもちろん、水分の変化に気づくようなスタッフだと非常に心強いですね。

▌腎不全

腎不全とは腎臓機能が低下して、尿の生成に支障をきたしている状態で、急性（急に悪くなる）と慢性（徐々に悪くなる、長期間悪い）があります。

この他に腎前性、腎性、腎後性という分類もあります。
血液が腎臓に送り込まれる過程、腎臓で血液から尿を作る過程、尿を捨てる過程の一連の流れの中で、どこに障害があるかという分類です。

- 腎前性：十分な血液が腎臓に送り込まれない→貧血、脱水、血圧低下、心不全など
- 腎　性：腎臓自身の疾患で尿が作れない→腎炎など
- 腎後性：作られた尿が排泄されない→尿路閉塞（結石や腫瘍）

　看護・介護の視点で重要なのは、尿が出ているかどうか、1日の尿量は保たれているかどうかという点です。次のような基準があります。

- 乏尿：1日の尿量が400ml以下
- 無尿：1日の尿量が100ml以下

　腎臓を中心としたいろんな臓器で様々な物質が代謝されていますが、体外に出したいもの(毒)は尿に溶かして捨てます。この時に体外に尿素窒素を主とした毒を捨てるためのギリギリの尿量が400mlであり、1日の尿量が400ml以下を乏尿といいます。100ml以下の場合を無尿といいます。無尿とは排尿がゼロのことではありませんからね。

　で、尿量400mlを確保するためには、約1000mlの水分が必要なのです。

　尿量を把握できていたとしても、1日にどれくらい水分を摂取しているかによって評価は大きく変わりますので、水分の摂取量も大まかに把握しておきましょう。

　心不全と腎不全、それぞれ臓器は違えども、無視できない相関関係にあることを念頭に今後も勉強してください(心不全、腎不全の他に肝不全、副腎不全、下垂体不全なども説明したいところですが、それはまたの機会に)。

「水分をコントロールすることは、命に直結する」

よく理解しておきましょう。

▌心不全・腎不全の看護と体重測定の重要性

　介護と看護において、心不全と腎不全は常についてまわります。しつこいようですが、ここでも復習しましょう。

　看護師の皆さんは病院では、in-out balanceを毎日記録していると思いますが、これは心臓と腎臓の機能をチェックするためでもあったわけです。しかし、自宅や介護施設でin-out balanceを詳細に把握することは、現状ではほぼ不可能と思われます。たとえ24時間看護師が常駐している介護施設であっても難しいでしょう。

　では、自宅や介護施設においてin-out balanceのチェックはどうすればよいのでしょうか？

　「in」については、食事をどれくらい食べて、お茶を何杯くらい飲んでいるかを把握するしかありません。

　「out」については、排泄が自立している人は何回排便し、何回排尿したかを聞くしかないでしょう。

　オムツの人は、尿と便を分けて計測することは困難ですが、合わせて何グラムの排泄があったかを知ることができます。
　しかし、この情報では心不全・腎不全をコントロールするには不十分であり、何よりも現場の看護師、介護スタッフの負担が大幅に増大します。

　計測時の誤差をなるべくなくす方法としては体重測定が良いと考えます。

急激な体重増加があったなら、増加分は脂肪では ありません。水分です。

体重が2kg増えたなら、水分が2L増えたと考えられます。2Lも余分な水分が増えると、当然、むくみも出ますよね。そう思いませんか？

とはいえ、介護施設によっては体重計が車椅子非対応であったり、マンパワー不足であったりと、頻繁に体重測定ができないところも多く見受けられます。1カ月ごとに体重を測定している施設はまだ優秀な方です。中には半年ごと、もしくは測定しない施設すらあります。体重の変化がきっかけで心不全の増悪傾向が見つかることも多いので、できれば1週間に数回の体重測定が理想的なのですが、施設側の事情もありますから、難しいかもしれませんが……。

「先生、この患者さんは心不全などの増悪傾向のチェックのための体重測定が非常に重要ですよね？　どれくらいの頻度で体重測定をすれば良いでしょうか？」

こんなことをいえるスタッフだと頼もしいですね。

経管栄養への対応

　ここでもう1つ、水分に関する知識を確認しておきましょう。詳しくは後述しますが、経管栄養を行っている患者さんへの対応についてです。

　例えば、経管栄養でよく使用される「ツインライン®NF」という栄養剤。400mlで400kcalあります。1日に3回注入すれば、1200kcal/日となり、通常、高齢者にとっては十分なカロリーになります。この栄養剤を使う際、白湯も一緒に入れていると思いますが、そもそも加える白湯の適正量はどれくらいか、高齢者に必要な水分量はどれくらいなのか、考えたことはありますか？

　「ツインライン®NF」を1200ml注入すれば、摂取水分も1200mlと考えてはダメです。「ツインライン®NF」の水分量は85％といわれていますので、1200×0.85＝1020mlが摂取された水分ということになります。

　そこで、前述した1日に必要な水分量と比較して、不足分を白湯で補うわけです。白湯には、こんな考え方があるんです。知ってました？　ただ何となく慣習でやっていた、カテーテル洗浄液の代わりに白湯を入れていた、といった認識ではダメですよ。

第3章　高血圧と糖尿病

　血圧と血糖値については多くの情報があふれています。

　私のクリニックでも多くの患者さんが様々な情報源で得た知識を披露してくれますが、間違っていることが多々あります。特にインターネット上には怪しい情報がたくさんあります。また、情報自体は間違っていないのですが、患者さんの理解の仕方が間違っていることもよくあります。

　高血圧症や糖尿病に関しては、「いったん内服を開始すると、一生薬を飲み続けなければならない」、「内服を開始するとこの世の終わりだ」といったように考えている人が非常に多いことに驚いています。もちろん、治療の開始が遅れればそうなる可能性は高いと思います。しかし、早く対処すれば薬を飲まなくてもいい場合もあります。

　内服をしているが血液検査で基準内の人と、内服をしていなくて大きく基準から外れている人、どちらのほうが健康寿命が長いと思いますか？

　この章では高血圧症と糖尿病についての正しい知識を身につけましょう。

「本態性」高血圧症と「二次性」高血圧症

　高血圧に対して内服治療をしている人は大勢います。

　ほとんどの高血圧症は生活習慣や動脈硬化、遺伝などによるもので、これを「本態性高血圧症」といい、原因がはっきりしません。本態性高血圧症は継続した内服が必要となります。

　しかし、高血圧症のうち少なくとも10％以上（もっと割合は高いかもしれませんが正確な割合はまだ統計が取れていません）は「二次性高血圧症」といって、何か他の疾患が原因で、その疾患の症状の1つとして高血圧になっている場合があります。

　二次性高血圧症の原因は、甲状腺・副甲状腺の異常、腎臓・副腎や腎血管の異常、脳や下垂体・脊髄や周辺の動脈などの異常、大動脈などの異常、睡眠時無呼吸症候群など、非常に多岐にわたります。

　原因不明の本態性高血圧症と、原因がわかっている二次性高血圧症とでは、当然、治療は異なります。しかし現状は、ほとんどの場合、本態性高血圧症に合わせた治療が行われており、もし二次性高血圧症だった場合は原因疾患の治療が遅れてしまいます。中には副腎癌や褐色細胞腫などのとても怖い疾患が原因の場合もあります。怖いと思いませんか？

　私のクリニックにも多くの高血圧症の患者さんが来院されますが、他院で二次性高血圧症の検査を受けたことがある患者さんはほぼ皆無です。健康診断で高血圧が指摘されたため降圧剤が処方され、その後は血圧を測るだけで検査はほとんどせず、薬を増減させ、漫然と内服を続けている患者さんが多いことに驚きます。

　私のクリニックでは、高血圧症の患者さんの場合、必要に応じて二次性高血圧症の鑑別を行ったうえで治療を進めていきます。二次性高血圧症の場合、原因疾患の治療を開始したら降圧薬の内服が不要になった患者さんもいます。内服薬の減量・中止ができなくとも、降圧薬による電解質変化などによって急変する可能性もあるため、私のクリニックでは検査が必要

な患者さんに対しては定期的に検査を実施します。

　二次性高血圧症の割合は、初診の患者さんの10人に1人程度です。血圧のコントロールがうまくいかなかった患者さんも適切な種類の降圧薬を使用することで内服する薬の数が減っていく場合が多いです。

　二次性高血圧症の検査には様々な意見がありますが、数年間も採血検査をしていない患者さんは少なくありません。定期的な検査くらいはしても良いと思いませんか？

　少なくとも私は必要だと考えます。

　今現在、主治医から高血圧の薬を処方してもらっている患者さんは、主治医に二次性高血圧についてはどうか、検査が必要かどうか、一度は聞いてみてください。詳しく話してくれるはずです。ついでに言っておきますが、検査だけでなく、聴診や触診もしない医師に降圧薬を処方してもらうのは、全く話を聞いてくれない精神科の医師に抗うつ薬を処方してもらうことと同じです。これは非常に危険なことだと認識してくださいね。そんな医師は実際に存在しますので。

高齢者高血圧

　血圧を基準値に近づけるといっても、目標値は年齢によって異なるので注意してください。同じ高血圧といっても、若くて弾力のある血管を持つ人と動脈硬化でカチコチになった血管の人とでは、目標値が異なります。ここで『高血圧治療ガイドライン2019』の管理目標値を紹介します。

- 75歳未満：130/80mmHg未満
- 75歳以上：140/90mmHg未満

　血圧が高いといって、ただ数値を下げようとすることは良いことではありません。血圧が低いと脳の隅々まで血液が届きにくくなる可能性もあります。例えば、動脈硬化がある人と動脈硬化を起こしていない人、脳梗塞の既往がある人と脳梗塞になったことがない人とでは、脳が必要とする最低血圧も変わると思いませんか？

　患者さんの状態によって適切な目標値を設定して治療することが重要です。糖尿病の血糖値やHbA1cと同じで、数値を下げることにこだわりすぎてはいけません。下げすぎも良くないことを覚えておきましょう。

　また、単に基準値を下回っていれば大丈夫なのでしょうか？

　一般的に血圧140以上は高血圧だといわれています。では、139の人は大丈夫といえるでしょうか？

　普通に考えれば、大丈夫ではない可能性があることくらいわかると思います。

　健康診断の結果や、様々なホームページに血圧の基準値が載っていますが、重要なのは、年齢や全身状態などを考慮して、その人その人に合った目標値を設定することなのです。実際、降圧剤が不要な人もいます。

　テレビやインターネットなどの情報を鵜呑みにせず、信頼できる医師に相談するようにしてください（あなたの主治医は大丈夫ですか？）。

糖尿病とは

　糖尿病と聞いて、どんな病気をイメージしますか？

　ここでは糖尿病について正しい知識を確認していきます。

　多くの人は糖尿病について、「尿に糖が漏れ出る」、「血糖値が上がる」といった知識を持っていると思います。インスリンというホルモンが関係しているということも有名ですね。英語では「diabetes mellitus」と言い、「甘いものが漏れ出る」という意味なんです。昔の人がなぜそういう名前を付けたのか、想像すると少し笑いそうになってしまうのは私だけでしょうか。おしっこに漏れ出たものの味が甘いと知っているとは……。

　糖尿病についての一般の人のイメージは前述したようなものでしょうが、糖尿病という病気を医学的に一言で表現すると、「末梢血管がボロボロになってしまう病気」です。

　末梢血管がボロボロになってしまうため、末梢の血液循環が悪くなり、傷が治りにくくなり、しびれなども出やすくなります。末梢血管がもともと少ない網膜や神経が影響を受けやすく、血管の集合体である腎臓も悪くなりやすくなります。

　糖尿病の3大合併症として糖尿病性腎症、糖尿病性網膜症、糖尿病性神経障害が挙げられますが、血管がボロボロになるというイメージがあるとダメージを受けやすい臓器が影響を受けるんだなってわかると思います。血管がたくさんある臓器だけでなく、細い血管もダメージを受けやすいため、人体で最大の臓器である皮膚の表面に近い部分や粘膜も血管が細くダメージを受けやすいです。ケガも治りにくく、感染症にもかかりやすくなります。

　つまり、糖尿病の治療においては血糖値やHbA1cの検査結果を良くすることが目的ではなく、将来、血管がボロボロにならないようにするための治療を含めた対策が必要なのです。

糖尿病の数値

　糖尿病の治療に不可欠な検査で、血糖値測定とHbA1c測定などがあります。血糖値はその瞬間の血糖をチェックするものです。

　HbA1cは過去1〜2カ月前の血糖値の平均値をチェックするものです。したがって、HbA1cは検査前の数日間だけ食事や運動に気をつかっても下がりません。最近の患者さんはよくご存じですね。自分のHbA1cがいくつなのか、血糖値がいくつなのかを非常に気にされている患者さんも多いです。しかし、自分がどれくらいの数値を目標にすればよいのかをきちんと理解している患者さんは少ないです。

　何十年も前に医学部を卒業し、知識が当時の古いままの医師がいますが、そのような医師の診察を受け続けてきた患者さんは、洗脳されているかのように必死になって血糖値とHbA1cを下げようとします。

　しかし、患者さんの年齢や体格、生活環境（家族構成、自炊と外食の割合、ADLや認知機能のレベルなど）、インスリンの量や効き方、糖尿病以外の病気の有無、内服のアドヒアランス（きちんと飲んでいる、飲み忘れがある）などの要素によって、目標となる数値は大きく変わります。医師は患者さんの状態や生活環境など様々な要素を考慮したうえで、目標値を設定し、治療を行います（行っているはずです）。

　このように目標値は人によって異なるのですが、「私のHbA1cの目標値は6.5」だと言い張って血糖値を下げることに固執する患者さんには、目標値のことを何度説明してもなかなか受け入れてもらえません。しかし、日本でもようやく血糖コントロール目標値（HbA1c）が見直され、新しい目標値が設定されました。

◉ 血糖コントロール目標値（HbA1c）

○ 成人（妊婦を除く）

血糖正常化を目指す際の目標	合併症予防のための目標	治療強化が困難な際の目標
6.0未満	7.0未満	8.0未満

○ 高齢者（65歳以上）

患者の特徴・健康状態		カテゴリーⅠ 認知機能正常 かつ ADL自立	カテゴリーⅡ 軽度認知障害〜 軽度認知症 または 手段的ADL低下、 基本的ADL自立	カテゴリーⅢ 中等度以上の認知症 または 基本的ADL低下 または 多くの依存疾患や機能障害
インスリン製剤、SU薬、グリニド薬などの使用	なし	7.0未満	7.0未満	8.0未満
	あり	65歳以上 75歳未満 6.5以上7.5未満 75歳以上 7.0以上8.0未満	7.0以上8.0未満	7.5以上8.5未満

　この新しい血糖コントロール目標値（HbA1c）で非常に重要な点は最低基準が定められたことです。これより下がると危険だという数値です。これは命の危険性がある低血糖とならないように設定されています。低血糖は緊急治療を要するほど危険な状態です。

　糖尿病の診断基準の1つがHbA1c 6.5となっているため、6.4以下に戻そうと考える患者さんは非常に多いのですが、糖尿病と診断される数値と治療のための目標数値は違うのです。この点を十分理解しておくことが大切です。血糖値をひたすら下げていくことが良いと考えている患者さんや医師が多いのですが、程度が重要なのです。

　「病態にかかわらず厳格に血糖を下げるべきだ」と、この新しい基準に疑問を抱いている医師も少なくないのですが、患者さんによって個別に目標値を設定することに異存がある医師は絶対にいません。ぜひ、主治医とはよく話をして、自分の目標値を設定し、その目標値に向かって何を行っていくのかをきちんと理解したうえで糖尿病の予防、治療を行っていきましょう。

糖尿病の治療薬

食事療法や運動療法での効果が不十分な場合は、内服や注射による治療となります。治療薬の選択がどのような考え方に基づいているのか、ざっくりと知っておきましょう。病態によって使用する薬剤は変わってきます。

- インスリン抵抗性増大：一定量のインスリンが出ているのにインスリンの効き目が弱くなった場合
- インスリン分泌能低下：インスリンの分泌量が減少した場合
- 食後や空腹時の高血糖：糖分の吸収・貯蔵と蓄積、エネルギーの利用に不具合がある場合

医師はこのような病態を踏まえて、患者さんのどこに問題があるのか、起こり得る副作用などを考慮して使用する薬剤を考えていきます。

糖尿病の治療薬は、ざっくりと注射薬と内服薬に分かれますが、インスリン以外の注射薬もよく使用されるようになりました。デュラグルチドのように1週間に1回の皮下注射(インフルエンザ予防接種と同じ注射で一番痛くないやつ)でよいものもあります。

また、上記の病態に加えて、インスリン依存性かインスリン非依存性かによって、生命維持のためにインスリン注射が必要かどうかを検討します。

2018年に米国糖尿病学会(ADA)と欧州糖尿病学会(EASD)による2型糖尿病の高血糖管理のコンセンサスが改定されました。これによると、SGLT2阻害薬やGLP-1受容体作動薬をインスリン注射よりも優先的に使用することが推奨されました。今後、症状や検査結果によって処方薬も変わってくるかもしれません。

個人的な印象としては、この欧米のコンセンサスを食生活も体格も全く異なる日本人にそのまま当てはめてしまうのは少々乱暴な気がしていますが。

主治医は当然この新しいコンセンサスも理解したうえで処方薬を選択しているはずなので、現在、糖尿病の薬物治療を受けている患者さんは、自分の体の状態をより詳しく把握するために、ざっくりとどんな種類の薬剤を使用しているのかを知っておくのも良いかもしれません。主治医とよく話し合い理解したうえで治療していってください。

糖尿病の病態と薬剤

2型糖尿病

インスリン抵抗性増大
インスリンの働きが悪くなる

＋

インスリン分泌能低価
インスリンの分泌量が少なくなる

高血糖による悪循環（糖毒性）

インスリンの作用が不足する

食後に高血糖を引き起こす

空腹時に高血糖を引き起こす

高血糖

経口血糖降下薬

薬剤		作用
インスリン抵抗性改善系	ビグアナイド薬	肝臓での糖の合成を抑える薬
	チアゾリジン薬	筋肉や肝臓でのインスリンの働きを高める薬
インスリン分泌促進系	DPP-4阻害薬	血糖が高いときにインスリン分泌を促進しグルカゴン分泌を抑える薬
	GLP-1受容体作動薬	インスリン分泌を促進する薬
	速効型インスリン分泌促進薬	より速やかにインスリン分泌を促進する薬
糖吸収・排泄調節系	α-グルコシダーゼ阻害薬	小腸でのブドウ糖の吸収を遅らせる薬
	SGLT2阻害薬	尿からのブドウ糖排泄を促進する薬

「インスリン抵抗性増大」、「インスリン分泌能低下」のいずれか、または両方によって「インスリン作用不足」が引き起こされ、最初に「食後高血糖」、それが進行すると「空腹時高血糖」が生じる。高血糖が持続すると（糖毒性）、インスリン分泌能低下とインスリン抵抗性がさらに進行・悪化するという悪循環に陥る。

参考：『糖尿病治療ガイド2018-2019』（文光堂）

　余談ですが、私のクリニックを受診されたある糖尿病の患者さんのことを紹介します（一部フィクションを織り交ぜています）。この患者さんは89歳の男性で、糖尿病以外にも多くの疾患を抱えており、家族に説得されて受診されました。

　この患者さんは他の診療所に定期的に受診されており、糖尿病の他に腰部脊柱管狭窄症、虚血性心疾患、高血圧症、脂質異常症、認知症の薬を処方されていました。

　糖尿病の治療については、毎日のインスリン注射と3種類の内服薬、さらに主治医の指示で非常に厳しい食事制限もされていました。患者さん本人は、「本当は好きなものを食べたいが糖尿病なので仕方ない」と食事制限を受け入れていました。しかし、家族は年齢を考えると、「できれば好きなものを食べて楽しく過ごしてもらいたい」という思いがありました。薬剤の減量を主治医に相談したが、全く取り合ってもらえなかったそうです。そこで主治医に「ほかの病院を受診したいので診療情報提供書を作成してほしい」とお願いしたが、「お薬手帳があれば紹介状は必要ないはず」と拒否されたとのことでした（診断書作成の拒否ではなく診療情報提供書の拒否でした）。

　私のところに相談にいらっしゃった時に「情報が何もないと当院で検査を再度行うことになり、負担が増えてしまうので、診療情報提供書をもらってきてくれませんか」とお願いしました。しかし、家族は前医の対応を考えると、もう一度お願いすることは難しいとのことでした。したがって、検査を再度行うことになりました。

　ちなみに、これと同様のことを何度か経験しており、私から前医に電話連絡したら「何で義務でもないのにあんたに紹介状書かなきゃならんのだ！」と怒鳴られこともありました。医師にもいろんな人がいますね。

　さて、先ほどの男性患者さんの検査の結果は2型糖尿病であり、毎食前の血糖60から90で維持されており、HbA1cは5.9でした。先ほどの表に照らし合わせると、軽度認知障害があるのでカテゴリーII、インスリン使用ありのため、目標HbA1cは7.0以上8.0未満となります。HbA1c 5.9は低すぎるので、現在の治療内容を考えると、もっと治療を弱めても良いと思われました。

　患者さんと家族にインスリン量と内服薬の調整をしたほうが良いと説明しました。家族はぜひ頼むとのことでしたが、患者さん本人は薬を減らすと

HbA1cが7近くまで上がってしまって大変なことになると、絶対拒否の姿勢でした。そこで、例の表を見せて説明したところ、ようやく受け入れてもらえました。

　その後、インスリンは種類も減り、量も2割ほどとなり、内服薬は中止となりました。食前の血糖は110前後、HbA1cは7.6前後でコントロールされ、食事制限もなく、好きなものを食べられるので、食事が楽しみになり、表情も良くなりました。

　もしかしたら、前医の強化された治療を継続するほうが合併症予防のためには良かったという意見もあるかも知れません。しかし、私はそれだけが正しい考え方だとは思いません。

　治療を弱めても、その分生きる楽しみが増えるのであれば、それもアリだと思います。

　個々の考え方にもよりますが、主治医とよく相談して、納得のいく治療を選択することは本人だけでなく家族にとっても大切なことだと再認識したエピソードでした。

　糖尿病の治療というと、血糖値のコントロールのために食事や運動に気をつかったり、内服やインスリン注射が必要で、いったん内服やインスリン注射が始まってしまうと死ぬまでやめられないというイメージを持っている方が多いと思います。

　同様に、高血圧の薬もいったん始めると一生続けなければならないと考えている患者さんが非常に多いのですが、これらの考え方は間違いだと声を大にして言いたいです。

　一生治らない病気であっても、内服が止められないわけではありません。病気の進行が止まっていれば、内服が不要な場合もあります。私のクリニックでも、高血圧の薬、糖尿病の薬やインスリンを止めることができた患者さんはたくさんいらっしゃいます。

　ただし、医師の言うことをあまり聞かない患者さん、治療に対して不真面

目な患者さん、病気がかなり進行してしまったあとで受診された患者さんなどは、薬を止められる状態になる確率はぐっと低くなってしまいます（病院に何年もかかってないなどのご自分の健康自慢・不摂生自慢を誇らしげに話す方に多いです）。

また、1型糖尿病といって生命の維持のためにインスリン注射が必要なケースもあります。1型糖尿病の場合、薬の中止はできません。

毎年受ける健康診断の結果は必ず主治医に見せて、今後の対策を練るようにしましょう。

ここで述べた糖尿病の数値の考え方は、看護師や介護スタッフ、研修医、果ては年配の医師ですら、一番重要な点を押さえていない場合が多いので、患者さん本人や家族は絶対に覚えておいてほしいと思います。特に医療関係者は数値に振り回されすぎないように、患者さん自身ををよく見て考えましょう。

📖 漢方薬局

最近、患者さんから薬局で漢方薬を調合してもらい購入しているという話をよく耳にします。中には、薬剤師が診断し、調合する漢方薬局もあるようです。しかし、これは薬剤師法と医師法に思い切り抵触します。診断して処方するという行為は医師、歯科医師、獣医師以外は絶対にできません。

漢方薬は私もよく処方しますが、漢方薬の中には不整脈を誘発する副作用があるものもあります。「漢方薬は副作用がない」という人がいますが、漢方薬にも副作用はあります。漫然と内服すると命に危険が及ぶこともありえます。怖いと思いませんか？

また、「その症状は○○という病気ではない」と薬剤師や鍼灸師から言われたと患者さんからよく聞きます。これは「陰性診断」（Negative Diagnosis）といって医師にのみできることなんです。薬剤師が診断するなどもってのほかです。

ただ、きちんと診断せずに適当に処方するどうしようもない医師が実際に存在するだけに、薬剤師や鍼灸師などが陰性診断を行ってしまう現状を完全に糾弾できない部分もあります。

　とはいえ、医師以外の人が医師の真似事をするのは危険ですし、ましてや薬局の登録販売者が診断をするのは本当にどうかと思います。薬局の登録販売者は薬剤師ではありません。薬局の登録販売者からすすめられた薬や漢方薬を購入して、内服するのもいいですが、本当にそれでいいと思いますか？薬剤師の診断は正しいのですか？

　薬剤師は薬剤の成分や相互作用に関してはプロですが、症状に対して何の薬を使うのかの判断はプロではありません。診断は医師にしてもらったほうが良くないですか？　よく考えたほうがいいと思います。健康保険も使えませんしね。

　漢方薬局では本来、病院で処方されるべき漢方薬を購入することができます。私は漢方薬局に電話をして、何を売ったのか、詳細を聞くことがありますが、教えてもらえないことが多く、怖いです。医師に伝えられないようなものを販売しているのでしょうか。

　薬局側の基本的な考え方は、お客さんの症状を聞いて「こんな薬があります」とか「この成分はその症状を緩和する可能性があります」といった情報を提供して、お客さんが自分で判断で購入して自己責任で内服したというスタンスです。万が一何か問題が起こっても、最終的にはお客さんの責任になります。薬局で薬や漢方薬を買う時はよく考えて買いましょう。

第4章　便秘

　皆さん、便秘になったことがありますか？

　どういう状態を便秘というのか、知っていますか？

　人間が生きていくためには食べることが必要で、食べたあとは排泄しなくてはいけません。その排泄過程のトラブルである便秘については、あまり向き合いたくないテーマかもしれませんが、看護・介護する際に絶対知っておくべき知識なのできちんと整理しておきましょう。

便秘とは

　便秘は皆さんに身近な存在だと思います。

　便秘については2017年に「慢性便秘症診療ガイドライン 2017」が策定され、便秘とは「本来体外に排出すべき糞便を十分量かつ快適に排出できない状態」と定義されました。排便回数が少ないとか、残便感があるといっても真の便秘とは言えないことには注意しましょう。

　では、なぜ便秘は良くないのでしょうか。
　その基本的な考え方について勉強していきましょう。

　まず、便秘の原因ですが、大きく分けて2種類あります。

- 機能性便秘：腸の動きに問題がある場合。筋や神経の麻痺など
- 器質性便秘：腸の構造に問題がある場合。腫瘍などで通過性が低下
　　　　　　するなど

　機能性便秘はさらに排便回数減少型と排便困難型に、器質性便秘は狭窄型と非狭窄型に分かれます。

　器質性便秘の場合は原因を取り除くしかありませんので、医師に任せましょう。機能性便秘の場合にはいろんなアプローチの方法があるので、こちらを中心に勉強していきましょう。

　例えばこんなケース。

　「便が詰まりすぎて、出なくなっています」

(1) こういう状態では、便が貯留しすぎて、腸が拡張してきます。拡張してくると、腸壁の筋層は薄くなってきますので、ますます便を押し出す力は弱くなります。

(2) 便がなかなか動かず、同じ場所で留まっていると、腸管内に存在する菌が異常繁殖してきます。

(3) 菌が異常繁殖すると、その菌が腸管の外に染み出し、血中や腹腔内にばらまかれて、敗血症（細菌感染症が全身に及んだ重篤な状態）になる可能性があります。

(4) 敗血症になると、敗血症性ショックや、DIC（播種性血管内凝固症候群：血液凝固が全身の血管内で起こる）になって生命の危機を迎えてしまいます。

極論ですが、たかが便秘とあなどってはいけません。

その他にも、次のようなことが想定されます。

- 便が同じ場所を刺激し続けることが腫瘍形成の一因といわれる
- 便が詰まることで肝臓で生成された胆汁が流れにくくなる
- 便が詰まることで横隔膜の動きが制限されて、呼吸不全に陥る
- 腸管が拡張しすぎて破裂する可能性あり

　やや大げさですが、便秘はお腹の中だけの問題ではないこと、放置することで死の危険性があることを理解しておいてください。

便秘症と慢性便秘症

　「慢性便秘症診療ガイドライン 2017」の策定により、「便秘症」と「慢性便秘症」の診断基準ができました。

　十分な量の便を快適に出せていないと感じるのであれば、病院を受診して便秘を正しく診断して治療することはもちろん重要です。しかし、受診する前に看護・介護アプローチを行うことは依然として非常に重要です。

　慢性便秘症の診断となった場合、リナクロチドという成分の薬剤が非常に効果的な場合があります。リナクロチドは便秘型過敏性腸症候群の薬剤として使用されていましたが、現在は慢性便秘症でも内服可能です。うまく便秘がコントロールできていない場合は主治医に相談してみてください。

便秘への対応

看 介
● ○

　便秘の原因は大別すると機能性便秘と器質性便秘の2種類に分けられると述べましたが、より詳しく便秘の原因を紐解くと次の3つの原因があります。

- 腸管が何かで塞がれている場合
- 便そのものが硬い場合
- 腸管が動かない場合

　この3つを解消することで、便秘は解決します。「腸管を塞いでいるものを取り除き」、「便を軟らかくし」、「腸を動かしてやる」んです。

内服薬を使わない対処法

　まず、内服薬を使わない便秘対処法です。

- 水分を多く摂る
- 適度な運動をする
- お腹をあたためてマッサージする　など

　ありきたりですけどね……。

　上記の対処法は「慢性便秘症診療ガイドライン　2017」ではエビデンスレベルCとなっております。
　レベルCとは、質の低いエビデンスであり、ざっくりいうと、信頼性は低めで効果は限定的という意味です。しかし、すぐにできて、お金もかから

なくて、副作用もほぼないとなれば、やってみるのはアリでしょう。実際、1日15分週5日の腹壁マッサージは効果があるという報告もあります。

便秘は今後、さらにエビデンスが充実してくる分野ですので、貪欲に新しい知識を吸収しましょう。

便秘対応の基本的な方針として、まずはお金がかからない方法をやってみることです。そのうえで治療が必要な場合には、内服加療を行っていきます。一般的には、特別な理由が無ければ、マグネシウム製剤で便を軟らかくして、排便しやすくすることが優先され、次に腸を動かす薬へと進みます。

内服薬での対処

内服薬での対処についても勉強しておきましょう。

- 便を軟らかくする薬：酸化マグネシウムなど
- 腸を動かしてやる薬：ピコスルファートナトリウム水和物、センノシドなど
- その間の作用の薬(胃腸の調子を整える)：大建中湯(だいけんちゅうとう)など

どの薬を処方するかは、医師の判断によりますが、大切なのは、

薬で対処する前に、まずは看護・介護的アプローチを考えることです。

例えば、便が硬いのでたくさん水分を摂ってもらうといったように。

すぐ薬に頼るのは現代社会にどっぷりつかってしまっている弊害です。

　看護・介護的アプローチを行った上で、どうしても効果が不十分ならば、服薬を検討しましょう。

▌医師の診察が必要なケース

　医師の診察が絶対に必要なケースを確認しておきましょう。

　腹痛が強い場合は、明らかに異常とわかるので大丈夫でしょう。特にお腹に触れただけで痛がる場合や、人生で最大級の痛み、普通の姿勢でいられない痛みの場合は、すぐに救急車を呼んでください。

　また、普段の排便間隔よりも3日以上もしくは5〜6日間排便がない場合も診察をしたほうが無難です。排便間隔は男女差、年齢によっても大きく違いがありますが、5〜6日排便がない状態は普通の状態とはいえません。

　問題となるのは診察が必要かどうか迷うような状態です。
　迷うくらいなら主治医に連絡したほうが良いでしょう。

　便についてよく質問されることに「便秘が解消されたあとに、水様便が出ている時はどうすればよいのか」というのがあります。これについて触れておきます。

　便秘になり、排便がない状態が何日も続き、便がとても硬くなってしまったという経験は誰もがあると思います。硬い便を出す時の痛みやつらさは嫌ですよね。そんな硬い便が出たあとには、逆に下痢になってしまうことがよくあります。洪水寸前の堤防が決壊するような感じです。これは便が詰まってしまい、腸が正常な動きができなくなってしまうためです（詳細な原因についてはまだ解明されていません）。

　このような時に重要なのは「下痢の治療ではなく便秘の治療が必要」ということです。患者さんの訴えが下痢の症状にもかかわらず、医師が便秘薬

を処方すると、薬局で医師の考えとは逆の説明を受けてしまい、本来は便秘薬を飲まなければいけないのに飲まないといったことが起きます。また「下痢なのに便秘薬を処方したダメな医師」と薬剤師に思われることもあります。この点については、特に薬剤師には理解してほしいところです。

　硬い便が出た後の水様便は、体に異常が無ければそのうちに治ります。飲水ができており（できれば程よい糖分と塩分を含んだもの。ポカ〇スエッ〇を水で薄めたものや〇S-1などが望ましい）、発熱が無ければ2日くらいは様子を見てもいいでしょう。

　適切な水分摂取と消化に良い食事を心がけていれば、そのうちに良くなることが多いです（個人差があり、人によっては1週間以上かかる場合もあります）。それでも心配な時には主治医に相談してください。酸化マグネシウムや整腸剤を処方される場合が多いと思いますので、自己判断で内服をやめずに飲み続けてください。

　下痢がひどくて38度以上の発熱があったり、吐き気がひどくて何も飲めなかったりする場合は迷わず主治医に連絡すると思いますが、基本はバイタルサインの確認です。

　家庭でできる範囲でOKです。血圧と脈拍、体温と呼吸状態をまずは確認します。下痢で一番重要なことは水分の喪失と電解質のバランスが崩れることです。

　水分を失えば失うほど、本書のP25で説明したショックインデックス（S.I.）が上昇していきます。普段のS.I.の値がどれくらいかにもよりますが、だいたい1.0に近くなっていれば受診が必要です。血圧が低い、もしくは脈拍が高い場合には、すぐに主治医に連絡してください。

薬による排便コントロール

　ここまでの知識を踏まえて、病院や介護施設でよく使われている「ピコスル
ファートナトリウム水和物」(ラキソベロン®)の使い方について勉強しましょう。

　よく「便秘時ピコスルファートナトリウム水和物」という指示を見かけま
すが、これだけでは指示不足です。

　ピコスルファートナトリウム水和物の成人に対する基本使用量は1日1回
10〜15滴です。高齢者は体重が軽いので5滴くらいから始めるのはアリだ
と思いますが、翌日、排便がない時にもまた同じ5滴というのはあまり効果
的とはいえません(消化管の蠕動を促進させる目的ならば納得できますが、
今回はあくまでも便秘時の考え方です)。

　効果が認められない場合には1.5倍〜2倍と徐々に増量していきましょう。
5滴→10滴→15滴→20滴という感じで。
　排便なしの3日目の夜に5滴から開始すると、20滴になるのは6日目の夜
になります。

（排便なしの日）	1日	2日	3日	4日	5日	6日
ピコスルファートナトリウム水和物			5滴	10滴	15滴	20滴

　これでも排便がないなら、約1週間も排便なしということになります。こ
うなると、もう受診しないと危ないかもしれないですね。

　ちなみに、便秘になって何日目に医師に相談するかは、人それぞれです。
筆者は遅くとも3日目には対応したいと考えていますが、医師によっては
4日目や5日目という考え方もあります。必ず確認しておきましょう。

もちろん、できることなら、便秘が続かないように対処したいところです。ピコスルファートナトリウム水和物を使っても便秘が4〜5日続くようだと、グリセリン浣腸（GEと略したりします）などの併用を検討することになるでしょう。

ピコスルファートナトリウム水和物を15滴まで増やし、かつGEを使ってようやく便が出たのなら、次にピコスルファートナトリウム水和物を使う時は5滴からではありません。15滴から開始します。これがピコスルファートナトリウム水和物の基本的な使用方法です（医師によって使用方法が異なる場合があるので必ず確認してください）。

毎回GEを使わないと便が出ないようなら、酸化マグネシウムなどで便を軟らかくしたり、調節したりする必要があります。したがって、看護・介護記録には自然に便が出たのか、何か処置をしてようやく出たのかを必ず書いて、早めに医師に相談してください。

また、頓服でピコスルファートナトリウム水和物を使うこともあるかと思いますが、その際には使用できる極量（最大限の使用量）を知っておかなければいけません。

参考までに、大腸内視鏡検査の検査前処置ではピコスルファートナトリウム水和物を1本使います（1本10ml。1ml＝15滴なので、1本＝10ml＝150滴）。つまり、1回で1本使う可能性もあり得るということです。しかし、添付文書上の使用量は10〜15滴/日となっているので、せいぜい20滴程度の増量に留め、それ以上の増量は必ず医師に相談してください。
またGEを使用するタイミングについても医師に相談しておきましょう。
場合によってはGEではなく坐剤などを使用する場合もありますが、腸閉塞や出血性内痔核の既往があったりすると、坐剤よりも酸化マグネシウムや大建中湯の頓服が好ましい場合もあります。

浣腸の注意点

先ほどGE(グリセリン浣腸)が出てきたので、浣腸の基本的な注意点を確認しておきましょう。実際の注入は看護師に任せたほうが良いです。

(1) 患者さんのバイタルをチェック

血圧が低いと、排便時に失神のおそれがあります。また、抗凝固薬やステロイド剤の服用の有無も確認しましょう。服用中であれば肛門粘膜にびらんなどがないか確認します。

(2) 浣腸液をあたためます

37.5〜38.0度程度。平温よりやや高めに。

(3) 患者さんを左側臥位(左側を下に横向き)にします

浣腸液が下行結腸(かこうけっちょう)に届きやすくします。絶対に立位や座位でやってはいけません。直腸・結腸穿孔(せんこう)のリスクが高いです。

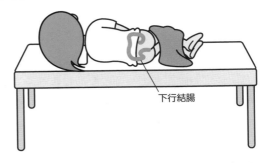

下行結腸

(4) 挿入します

その時は口呼吸を促します。腹圧を下げて肛門括約筋を弛緩させることで、挿入が楽になる効果があります。

(5) 挿入は5〜6cmまで

7cm以上は入れないように。逆に4cm以下だと外科的肛門管の奥に浣腸液が入りません。

少し難しい話をすると、肛門につながる直腸の第2ヒューストン弁末梢のRbという部分からRaという部分のあたりで大きく湾曲します(会陰曲(えいんきょく))。

7cm以上入れると、そこを突っついて穿孔させてしまうことがあります。
要するに、7cm以上入れると死んでしまう可能性もあるんです。

(6) 容量60mlの場合、まず30mlを10秒かけて注入

　液が漏れ出てこないことを確認したら、残りの30mlを10秒かけて注入
します（患者さんによっては30mlでの浣腸との指示の場合もあるので、容
量は医師に必ず確認してください）。

(7) 左側臥位のままか、仰臥位で3分以上待ってから排便

　ここは患者さんにがんばって3分間我慢してもらいましょう。

(8) 排泄された便の性状と量を確認

　血便になっていないかも重要です。排便後に血圧と意識レベルに変化が
ないか、再度確認しましょう。

　最後に、GEによる合併症として頭に入れておきたいことがあります。

　GE後に腎障害が出ることがありますので、一応頭に入れておきましょう。
翌日の尿量が著しく減っていないか、血尿になっていないか、これくらい
確認ができているとすばらしいですね。

　GEは、直腸・結腸穿孔などを引き起こして、最悪の場合、死に至らしめる
可能性がある処置です。だからこそ、きちんとした正しい知識を身につけ、
正しい方法で施行しましょう。

便と尿の性状

便と尿の性状について復習しておきましょう。

硬さの評価ですが、固形便、有形便（普通便）、泥状便、水様便、下痢便、硬便、偏平便、兎糞便などの表記がありますが、もし、どれに分類するか迷った時は、「泥」または「水様便」などの書き方でもOKです。

スタッフ間で評価基準がバラバラだと患者さんの予後に関わる可能性もあります。例えば、本来なら「泥状便」と評価するところを「普通」と判断し、看護師への申し送りがされてなくて、脱水がどんどん進んでしまった、ということもありえます。便の評価については看護師がリーダーとなって、スタッフ全員の評価基準を統一し、便評価のレベルを上げていきましょう。

便の太さについてですが、便が細いのは大腸の収縮力が強い、もしくは直腸近くに器質的狭窄がある可能性が考えられます。
偏平やリボン型は肛門近くの狭窄です。
逆に、便が太い時は大腸の収縮力が低下し、便秘傾向にあることが多いようです。太く大きく脂っこい便は吸収不全症候群の可能性があります。

量ですが、植物性の食物を多く食べる人は量が多く、軟らかい便が出る傾向にあります。一方、肉類を多く食べる人は量が少なく、乾燥した便が出る傾向にあります。

1日の便の量は平均100g～200gで、その3分の2は水分であり、3分の1は腸内細菌、セルロース、未消化で吸収されない食物、そして胃や腸の分泌物や剥離した細胞です。ちなみに、乾燥重量だと25g～50gです。

乾燥便の重量の半分以上は腸内細菌より構成されています。つまり、全く

食事をしない人でも少量の便は排泄されるのです。

　心不全や腎不全の患者さんの管理において、水分のin-out balanceは非常に大切ですが、オムツの患者さんだと便と尿が混ざるために計測できないと考える人もいると思います。

　しかし、便＋尿として一緒に測っておけば、誤差はあるものの予測値はわかりますので、できれば重量は測っておくと良いですね。

　便の色ですが、正常便はおなじみの黄褐色ですが、上部消化管（食道や胃など）の出血や鉄剤の服用で黒色便となり、大量出血ではタール便となります。閉塞性黄疸では灰白色、溶血性黄疸ではウロビリノーゲンの増量により濃褐色を呈することは看護師の国家試験にも出るのでご存知ですよね。その他、食べ物や薬剤によっては異常な色を呈することがあります。もし異常があれば、次の表で確認してください。

便の色		体内の異常	影響を与える薬剤
黒		胃から十二指腸にかけての消化管出血のおそれ（血液は胃酸と混ざると黒くなる）。	鉄剤/ビスマス製剤（止痢剤）/プロトポルフィリンニナトリウム（慢性肝疾患治療薬）/球形吸着炭（腎不全治療薬）
緑		胆汁に含まれるビリルビンという成分の影響で、黄色がかった茶褐色になり、このビリルビンが酸化すると、便の色は緑色〜深緑色になる。また、黄疸や、肝疾患の疑いもある。	クロロフィル（市販の胃腸薬、クロレラ、市販のにきびに対するサプリメントなど）/インドメタシン（非ステロイド性抗炎症薬、痛み止め）
赤		下部消化管（小腸から肛門まで）からの出血。	セフジニル（セフェム系抗生物質）/テトラサイクリン塩酸塩/抗悪性腫瘍薬/経口金製剤/シクロスポリンなどの免疫抑制剤/経口避妊薬/大黄などの下剤/ワルファリンカリウム/アスピリン
白		胆道閉鎖や、肝臓の胆汁生成能力が低下。ロタウイルス感染症の疑いもある。脂肪分の摂りすぎや下痢で吸収不全の時。	胃腸薬中（制酸剤）のアルミニウム塩や珪酸/バリウム/バルプロ酸ナトリウム

　ついでに、尿の色を変える可能性がある代表的な薬を挙げておきます。普通のビタミン剤から難病薬までいろいろあります。尿が赤くなった時には膀胱炎や腫瘍などによる出血を強く疑いますが、あくまで参考程度に目を通しておいてください。

尿の色	薬　剤
黄色が強い（よくある）	総合ビタミン剤・ビタミンB2
オレンジ〜赤橙色（よくある）	下剤中の大黄・センナ末・虫下しのサントニン
赤っぽい色	糖尿病性末梢神経障害のエパルレスタット
赤紫〜赤褐色	解熱剤や鎮痛剤中のスルピリン・フェノチアジン系抗精神病薬/虫下しのサントニン・サルファ剤（使う疾患が限られる抗菌薬）/結核の薬のリファンピシン
緑	正露丸に入っているクレオソート/中枢性筋弛緩薬のメトカルバモール
黒（たまにある）	パーキンソン病の薬レボドパ（使用量や体調によって尿のみならず汗や涙まで黒くするのです）
怪しげな蛍光黄緑〜青	利尿薬のトリアムテレン/時にビタミンB

📖 酸化マグネシウム

便が硬い患者さんにはよく緩下剤が処方されていますよね？

「酸化マグネシウム」が代表的です。
あとは貧血の患者さんには鉄剤がよく処方されていると思います。
これらの薬を飲んでいる患者さんに対して「レボフロキサシン水和物」が処方された時には、

「先生、今日はいつ飲ませますか？　定時処方の酸化マグネシウムは1時間前にすでに内服していますが」

「先生、定時の酸化マグネシウムはどうしますか？　量を減らしたり、内服の時間をずらした方がいいですか？」

「先生、この患者さんは重度の鉄欠乏性貧血で、次の採血は●カ月後の予定ですが、鉄剤の内服時間は変更したほうがいいですか？」

なんてことを医師に聞けると、すごく良い感じです。
「この看護師は優秀だなー」と思いますね。

ニューキノロン系とテトラサイクリン系抗菌薬は、酸化マグネシウムや鉄剤と一緒に服用すると効果が弱くなるんです。

知らなかった人は覚えておきましょう。

第5章　嚥下

　嚥下がうまくできなくなると、いよいよ最期が近いというのは医療に携わる者として共通の考え方だと思います。

　患者さんのADL(Activities of Daily Living：日常生活動作)のためにも、嚥下機能の評価、リハビリテーションなどの知識は深めておきたいところです。

嚥下の4期

嚥下について考える際、食物が口から胃に到達するまでの過程を、通過する場所によって4つに分けて考えます。※学会によってはもっと細かく分類されてます。

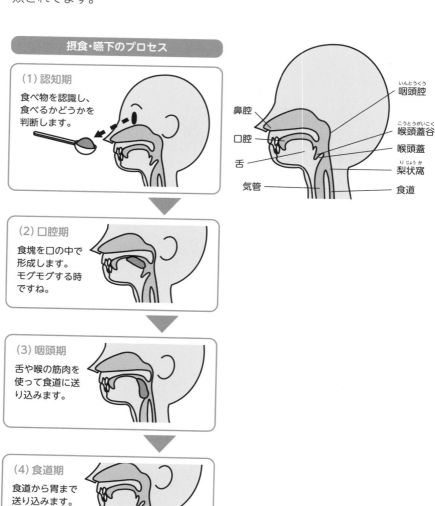

摂食・嚥下のプロセス

（1）認知期
食べ物を認識し、食べるかどうかを判断します。

- 鼻腔
- 口腔
- 舌
- 気管
- 咽頭腔（いんとうくう）
- 喉頭蓋谷（こうとうがいこく）
- 喉頭蓋
- 梨状窩（りじょうか）
- 食道

（2）口腔期
食塊を口の中で形成します。モグモグする時ですね。

（3）咽頭期
舌や喉の筋肉を使って食道に送り込みます。

（4）食道期
食道から胃まで送り込みます。

嚥下障害

先ほどの4つの過程のどこか1つでも問題があると嚥下障害が起こります。

(1) 認知期の障害について

これは、割愛しましょう。何となくわかるでしょう？　食べ物が認知できないと、当然、嚥下もできません。

(2) 口腔期の障害について

実はこの障害は若年者でもしばしば認められます。熱いラーメンをズッズッとすすった時にムセたことありませんか？　これも口腔期の嚥下バランス障害の1つです。モグモグ咀嚼して「さあ飲み込むぞ」という前に、喉の奥(食道の手前)まで落ちてしまう現象です。

(3) 咽頭期の障害について

咽頭期の障害の最大の原因は、脳血管障害(脳梗塞や脳出血など)です。咽頭・喉頭の支配神経は脳幹から出ているものが多いため、脳のダメージによって神経伝達ができなくなり、筋肉が動かなくなるのです。

(4) 食道期の障害について

これは、食道入口部が狭くなっている状態です。食道はご存じのように消化管です。「管」です。その管には、筋肉の層があり、そこに障害が起こって、入り口が狭くなっている状態です。

さて、次からは(1)から(4)のどこに障害があるのか、どのように診断するのか、リハビリなどの介入はどのように行うのか、考えていきましょう。

嚥下障害の診断方法

嚥下障害の診断には、大きくわけて3種類の方法があります。

1つは、VF（Videofluorographic examination of swallowing：嚥下造影検査）といって、X-p透視下でバリウムを混ぜた食べ物を実際に食べてもらい、口腔から胃まで実際にどのように食べ物が進んでいくのかを調べる検査です。

次は、VE（Videoendoscopic examination of swallowing：嚥下内視鏡検査）といって、経鼻で内視鏡を挿入して、のどを見下ろしながら、実際に飲食を行ってもらい、食べ物や飲み物が喉のどこに引っかかっているのか、どんな形態なら飲み込みやすいのかを調べる検査です。

VEは患者さんの状態次第では、在宅で検査することは可能です。しかしVFはレントゲン透視ができる病院でなければ不可能です。
VFやVEと聞くと、ちょっと専門的でとっつきにくいかもしれません。

でも、ご安心ください。一番重要な嚥下の診断手段は「聴診」なんです。

聴診器だけでも、嚥下の状態をかなり詳しく把握することができます。何より、これ以上簡便で非侵襲的な検査は他にありません。

頸部聴診法

看護師の皆さんはもちろんのこと、最近は介護スタッフでも聴診器を持っている人が増えてきました。

　通常、聴診器を介して聞く音というと、血圧測定の時のコロトコフ音、心臓と呼吸の音、腸管の蠕動音、腹部大動脈と腎動脈の血管性雑音、あとは頚動脈の血管性雑音くらいでしょうか。しかし、せっかく聴診器を持っているのですから、血圧測定以外の使い方もマスターしないと、もったいないですよ。

　そこで、皆さんには、嚥下時の音を聞くトレーニングを是非すすめます。
　主に言語聴覚士がこの分野のスペシャリストですが、皆さんもできるようになっておきましょう。そのほうがリハビリスタッフも心強いはずですから。

　では、さっそくトレーニングの方法を勉強しましょう。
　まず、肝心の聴診器ですが、膜型とベル型、どちらでも構いません。筆者は膜型（表面が平らなほう）の使用が多いですかね。

　さて、聴診器を頚部のどこにあてるかですが、場所は右図の○のところです。具体的には、甲状軟骨（のどぼとけ）のすぐ下にある輪状軟骨の横のところ、胸鎖乳突筋前縁のところです。胸鎖乳突筋は、首を横に振った時に斜めに盛り上

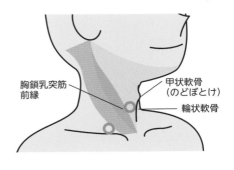

胸鎖乳突筋前縁

甲状軟骨（のどぼとけ）

輪状軟骨

がる筋肉です。患者さんによっては、さらに外側の少し下方の胸鎖乳突筋が凹んだ場所のほうが聞こえやすい場合もあります。

　最初は健常者で何度も何度も練習をしましょう。まずは一番身近な被験者である自分で試してみましょう。唾液、お水、お茶、おかゆ、麺類、炭酸飲料、ご飯、お肉など、硬いものから軟らかいものまでいろいろ試してみましょう。何度も何度も何度も聞いているうちに何となく違いがわかってくると思います。

ここから、嚥下に関して少し詳しく勉強してみましょう。

---

(1) 聴診を開始すると、まず呼吸音が聴取されます。

(2) 食物を口に入れると歯の噛み合わせ音、咀嚼音（クチャクチャ）が
　　聞こえます。

(3) 嚥下の指示を行うと約1〜2秒後に力強い嚥下音（ゴックン）が聴取
　　されます。

(4) 嚥下音は概ね1秒以内に終了します（嚥下中は無呼吸）。

(5) 終了すると、呼気から呼吸が再開します。

ざっくりとした流れはこんな感じです。

　この流れの中で、食塊の運搬音は延長していないかどうか、嚥下反射音
の消失はあるか、呼吸再開時に梨状窩の貯留音は聞こえるかなど、いろん
な評価ポイントがあります。

　トレーニングの最初の頃は自分も含めて、誤嚥リスクの低い健常者で頚
部の音に慣れていきましょう。

　次のページの図は嚥下過程と頚部聴診音の一連の流れです。聴診しながら
頭の中にこの流れを思い描きましょう。

認知期

口腔期

①口への取り込み

- 咀嚼音・食物の運搬音
- （肺に通じる）気管は開いている

鼻腔

咽頭腔

クチャクチャ

呼吸音

喉頭蓋谷

喉頭蓋

②奥舌への送り込み

喉頭蓋が気管に蓋をして（無呼吸）、食道が開く

気管

食道

③奥舌から咽頭への送り込み

咽頭期

④咽頭への送り込み

梨状窩

⑤咽頭通過、食道への送り込み

嚥下反射音（1）
喉頭蓋の翻転音

ゴックン

⑥食道へ入ったところ

食道期

気管

食道

⑦呼吸再開

嚥下反射音（2）
食道の空気通過音

嚥下無呼吸時間 0.5〜0.7秒

呼吸音再開

嚥下障害のサポートとリハビリ

　ここからは、もう少し詳しく嚥下の過程をなぞりながら、嚥下障害のサ
ポートとリハビリについて解説していきます。ここでは、解説を読みながら、
自分で唾液や水を飲み込みながらやってみるとわかりやすいと思います。

（1）認知期

　まず、食べ物（飲み物）を口の中に入れます。この時に脳梗塞などで口唇
（くちびる）に麻痺などがあると、うまく口の中に入れることができません。
また、がんばって飲み込もうとしても口腔内圧を上げることができなくて、
うまく嚥下できません。この状態で無理に嚥下しようとすると丸飲みにな
るため、窒息のリスクが高まります。

　口唇の筋肉はリハビリが可能なので、ここの機能は回復が期待できます。

（2）口腔期

　次に、咀嚼して、唾液を出し、食塊を作ります。食塊を舌の上の中央のく
ぼみにセットし、いよいよ嚥下がスタートします。液体の場合でも固形物と
同様に舌の上から嚥下が始まります。流れとしては、鼻咽腔が閉鎖されて、
舌の先が上の前歯の後ろにくっついて、その後、舌を口蓋に押しつけるこ
とで、食塊が咽頭に送り込まれます。

　この過程では舌の働きが重要となりますが、脳梗塞などで舌に運動障害
（麻痺）があると、舌を上に持ち上げることができないため、食塊をうまく
送り込めないことがあります。

　また、鼻咽腔閉鎖不全があると、嚥下がうまくできません。鼻咽腔閉鎖
に問題があるかどうかは、簡単にテストできます。口腔内と鼻腔内は鼻の
奥でつながっています。唇を結んで、ほっぺたを膨らませて、口腔内に空

気を溜めておけるなら、口腔内と鼻腔内のつながっているところがきちんと閉鎖できています。うまくできない患者さんは閉鎖できていないということなので、飲み物にトロミをつける必要があります。

　水分のトロミは、スプーンから垂らした時に糸を引く程度が適切です。ボタッと塊で落ちるほど濃度が高いと、咽頭残留の量が多くなります（薄い濃度から評価して最低限度の濃度とする）。

　食物にトロミをつけるかどうかは、頸部聴診で判断することが重要です。

　口腔リハビリとして、ほっぺたを膨らませたり、凹ませる運動や、舌をスプーンなどで下方に圧迫して舌を動かすリハビリが効果的です。またストローで息を送り出してコップのお水をぶくぶくするのも効果的です。

(3) 咽頭期
　咽頭に送り込まれた食塊は、一連の嚥下反射で食道に送り込まれます。水などの液体がムセやすいのは喉頭蓋の隙間を通過しやすいからです。

　液体のみのムセ（食物はOK）なら、アイスマッサージ、唾液を意識して飲み込む、トロミ剤などを用いた食形態の工夫などで誤嚥予防を行いましょう。

(4) 食道期
　食道入口部が閉鎖し、食塊は胃へ。食塊が食道に送り込まれると、逆流しないように食道入口部が不随意的に（自分で意識しなくても）瞬時に閉鎖して、蠕動運動にて胃に運ばれます。

　食道入口部の通過障害の治療にはバルーンで拡張したり、A型ボツリヌス毒素の注射による方法などがあります。

口腔リハビリ

　口腔リハビリには様々な方法がありますが、ここでは主要な方法をピックアップして紹介します。

口の体操

「イー」と「ウー」を繰り返します。「イー」は首に張りを感じるまで口角を広げます。「ウー」は唇を突き出すようにすぼめます。

「アー」と「ンー」を繰り返します。「アー」はできるだけ大きく口を開けます。

肩の体操

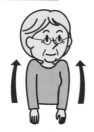 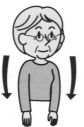

肩を上げる時はゆっくり、落とす時はストンと落とします。

首の体操

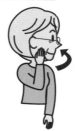 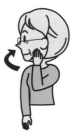

首をゆっくり回します。

舌のストレッチ

舌を前に突き出します。

舌を上あごにつけます。

舌を左右に振ります。

舌先で唇をなめます。

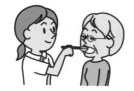 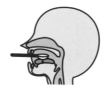

スプーンなどで舌を下向きに押して、それに対抗するように舌を持ち上げてもらいます。2～3秒ずつ繰り返します。

腹式呼吸法

　右図は腹式呼吸法です。窒息の予防や咽頭残留物の喀出(吐き出すこと)にも効果があります。トレーニング方法をマスターしておきましょう。

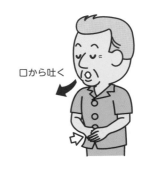

口から吐く

　腹式呼吸は、最初に息を吐きながらお腹を凹まし、続いて息を吸い込むことで自然にお腹が膨らみ、横隔膜が上方に押し上げられます。これで血中酸素濃度と肺血流が増加します。

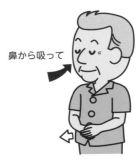

鼻から吸って

　腹式呼吸の際に、口をすぼめることで、口唇の筋力が増強されます。また、気道に予備圧力が働くので、肺胞や気道が内側から広がり、息切れが楽になることもあります。鼻咽腔閉鎖不全を予防するブローイング練習にもなります。

　患者さんに指導する時には、口をすぼめて息をゆっくりと吐いてもらいます。お腹から絞り出す感じで吐いてもらうのですが、患者さんのお腹に手を添えて、お腹を凹ますように声をかけながら吐いてもらいましょう。

　その後、鼻からゆっくり息を吸うと自然にお腹が膨らみます。口をすぼめて息を吐く時は、30㎝先のローソクの火を消すイメージでやってもらいましょう。

嚥下時の呼吸

嚥下時の呼吸は、誤嚥予防の重要な手がかりとなります。

前述の「頚部聴診法」(P80)で説明したように、通常、嚥下の最中は無呼吸状態になります。

ところで皆さん、通常、嚥下が終わった直後に、呼気(吐く)と吸気(吸う)、どちらから呼吸が再開するかわかりますか?(ここまでの本文中に答えは書いてあります)

同じ質問をいろんなところで聞いてみると、意外とみんな知らないんですよね。

答えは「呼気」です。

理由は、前述した嚥下のメカニズムを考えれば理解できると思います。

嚥下が終わった時に、梨状窩に残留物がなければ、誤嚥の可能性は低くなります。もし残留物があって、気管の方に落ちそうになっていても、呼吸再開時の呼気によって、肺からの空気が気管に落ちそうな残留物を押し戻してくれるんです。

ところが、よく誤嚥を起こす高齢者は、嚥下後の呼吸が吸気から再開することが多いため、ますます誤嚥を起こしやすくなるわけです。

よ〜く観察すれば、必ずどちらからか判別できます。もし吸気から再開する人を見つけたら、リストアップしておくのも良いでしょう、誤嚥リス

クが高い人ですから。

　嚥下後の呼吸が吸気から再開している人に対しては、深呼吸で空気を吸い込んだ状態で、口に食べ物を入れて嚥下してもらえばいいんです。肺にたくさん空気を吸い込んでいれば、嚥下後の呼吸再開は強制的に呼気から始まります。

　この方法は認知症が進行している人でも、できる場合が多いので、試してみましょう。

　自分でもやってみてください。

　唾を飲み込んだ直後の呼吸は呼気と吸気どちらから再開していますか？

　吸気から再開した人は、将来、おじいちゃんおばあちゃんになった時に誤嚥性肺炎になりやすいですよ。若い人でムセやすい人は、嚥下後呼吸が吸気から再開しているのかも知れません。早い段階で自分で意識して改善しておいたほうが良いですよ。

　ここまで、嚥下リハビリについて説明しました。
　嚥下リハビリは医師が行っているところは非常に少なく、多くのところでは、看護師や言語聴覚士、さらには介護スタッフも参加を余儀なくされています。ここでは介護スタッフでも施行可能と思われるリハビリについて説明しましたが、最終的な判断は必ず医師に指示を仰ぐようにしてください。

　また、新規で嚥下リハビリにトライさせたい人がいる場合には、必ず医師に伝えてください。医師はカルテにリハビリの内容と評価を記載する義務がありますから。

誤嚥性肺炎について

誤嚥のメカニズム

誤嚥とは、口腔内から気管内に異物（食物だけでなく、唾液、胃液、細菌なども含む）が迷入してしまうことで、最終的には炎症を起こすことになります。気管支に炎症が起これば気管支炎、肺に炎症が起これば肺炎です。

通常、誤嚥を防ぐために咽頭期でいくつかの防御機構が働きます。

まずは咽頭の粘膜です。

もし、粘膜が炎症を起こしていてむくんでいたり、口腔ケアが不十分で不衛生だったり、脱水で渇きぎみだったりすると、粘膜の機能が低下します。その他、栄養不良、シェーグレン症候群などでも粘膜障害が発生します。

次に喉頭蓋が気道（気管から肺までの通常空気のみが通る道）を閉じる盾になります。

そして、梨状窩に飲み込んだものを溜めておけるので、直接気管に迷入しないのです。

喉頭蓋や梨状窩が炎症や神経障害によってスムーズに動かなくなると誤嚥リスクが高まります。
脳血管障害や神経系疾患がここの障害を引き起こします。

最悪の場合として、異物が気管に迷入しても、咳受容体の刺激によって
がいそうはんしゃ
咳嗽反射（咳が出ること）が起きて、異物を気管の外に出すことができ

ます。咳嗽反射の障害については、あえて咳の副作用がある薬を使うことで治療できる場合もありますが、ここが完全に障害されていると予防以外の手段はほとんどありません。咳嗽反射が機能したからムセたのであって、**ムセないほうが怖い**わけです。

　これらの防御機構が働かなくて、気管に異物が迷入した状態が誤嚥です。

　異物が気管に詰まって空気の通り道が塞がれた状態が「**窒息**」。

　異物が肺まで落ちて肺炎になった状態が「**誤嚥性肺炎**」。

　いずれにしろ、誤嚥は悪い結果を招きやすいということです。

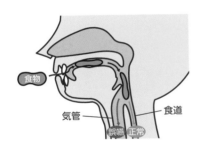

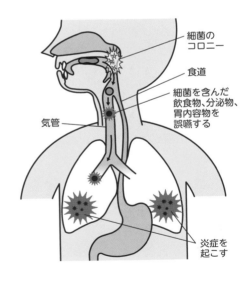

下図は肺と気管支のシェーマです。

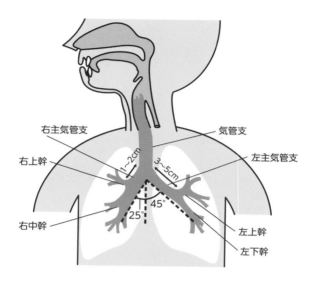

右と左の気管支を比べると、分岐の角度が左右で異なり、右の気管支のほうが少し太いんです。

つまり構造上、誤嚥したものを気管の壁でキャッチできなかった場合、右肺の奥に落ちやすく、右側の肺が肺炎を起こしやすいってことです。

誤嚥を防ぐためにも、炎症を最小限に抑えるためにも、普段から頚部だけでなく胸部の聴診も心がけましょう。通常時の心音・呼吸音と、誤嚥時の音の比較ができるようになれば良いですね。明確に聞き分けられなくても、「いつもより何となくぼしょぼしょしている」といった違和感を感じることができれば良いです。特にムセやすい患者さんなどには注意しましょう。

また聴診時には、右肺と左肺で違いがあるかどうかに特に注意して聞き取ってください。「何となく、いつもと違う気がする……」程度で良いです。

もし聴診に関してどのように評価すればよいのかわからない時には、医師に聞いてください。必ずや優しく教えてくれることでしょう。

誤嚥した可能性がある時の対処法

誤嚥した可能性がある時に、看護師・介護スタッフとしてやるべきことをまとめます。

- ピンチの時はすぐにドクターコール！
- 表情や様子はどうか。苦しそうなら緊急事態です。
- バイタルの確認。特にSpO_2と脈拍に敏感になってください。医師からの指示を待たずに、何度でもチェックしましょう。
- 聴診して普段との違いをチェック。
- 何を誤嚥したのかについての情報を集めましょう。直前に何か食べていたか、嘔気があったかどうか、便秘だったかどうかも重要です。
- 余裕があれば、他人の目を遠ざけてください。
- 医師に報告することは忘れないように。必ず医師に報告し、医師と責任を分担するようにしてください。

こんなのあたりまえだと思っている人も、再度確認しておきましょう。いざ緊急事態に遭遇したら、冷静に対処することは難しいものです。詳しくは「窒息の時の対処法」(P178)を参照してください。

誤嚥性肺炎の種類と対処

前述した通り、誤嚥性肺炎とは、口腔内の細菌が誤嚥した唾液や食物な

93

どと一緒に肺に落ちてしまい肺炎を起こすことです。昔は誤嚥性肺炎と嚥下性肺炎を機序で分類してある教科書もありましたが、現在は同義として扱うことがほとんどです。本書では誤嚥性肺炎で進めていきます。

（広義の）誤嚥性肺炎は、口腔内から気管内に異物（食物、唾液、胃液、細菌など含む）が迷入してしまい、炎症を起こすことですが、大別すると2つに分類されます。

(1) 不顕性誤嚥による肺炎
ふ けんせい

知らないうちに誤嚥性肺炎になっています。寝ている間に唾液などが咽頭に落ち込んできて、それをうまく嚥下できずに気管に入ってしまい、肺炎になるのです。ざっくりいうと「寝ている時の誤嚥性肺炎」。

(2) (いわゆる)誤嚥性肺炎

嚥下に失敗して食物が気管に入って起こる肺炎。
ざっくりいうと「起きている時の誤嚥性肺炎」。

さて、問題です。
Q：(1)不顕性肺炎を予防するのはどうすればいいでしょうか？

A：めちゃ難しいです。

不顕性肺炎のリスクを減らすためには、顎を前胸部につけるように頸部
あご
を前屈させるといいのですが(うなずき嚥下 P99参照)、この姿勢にするために枕を高くすると、肩こりからくる緊張性頭痛や不眠といった様々な有害事象が起こり得ます。特に最も注意しなくてはいけないのが、気道が狭くなることによる酸素不足です。何も問題がなければ、ベッドをギャッジアップして、姿勢を前屈させることもできますが、なかなかそう簡単にはいきません。試行錯誤を繰り返し、各人に合ったベストポジションを探し

ていくしかないでしょう。

　それと、忘れてはいけないのが口腔ケアです。

　口腔内の細菌をいかに減らしておくかが肺炎のリスクを回避する重要な
ポイントで、ひいては生死にも関わってきます。

　口腔ケアに関しては、看護師のみならず、家族と介護スタッフにもがん
ばってもらうしかありません。

　では、(2)(いわゆる)誤嚥性肺炎ですが、こちらは口腔リハビリ(P86)や
うなづき嚥下(P99)、横向き嚥下(P100)など、看護師を始めとするリハビ
リに関わるスタッフががんばって対処できることが結構あります。まずは知
識で武装していきましょう。

誤嚥のパターン

　誤嚥(以下、断りがない限り不顕性誤嚥は除く)のパターンには1～3の3つの種類があります。それぞれのケースで、どのようなことに気をつけるのか確認しましょう。

▌(1) 嚥下前の誤嚥

　口に入れて「さあ飲み込むぞ！」という前に喉頭まで落下するパターンです。

　前述の口腔リハビリで紹介した、くちびるやほっぺたと舌の運動をして、食塊の形成をうまくできるように訓練していきます。

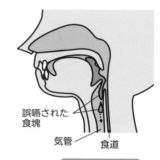

誤嚥された食塊　気管　食道

嚥下前の誤嚥

　食事介助の注意点としては、一度に口に入れる量を少なくする、トロミを適度につけるなどです。一度に口に入れる量は多くても10ml程度、ティースプーン1杯程度が目安。少なすぎても誤嚥しやすくなるので注意しましょう。

　食形態は医師が決めます。介助チームは食形態をどのように変えていくか(きざみ食にするのか、流動食にするのかなど)を常に想定しながら介助を行い、チームリーダーである看護師は言語聴覚士や医師に相談していきましょう。

　咀嚼機能の低下(歯・義歯が少ない、食べている時にもぐもぐと顎を動かせないなど)が見られ、食塊形成不全(なかなか飲み込めない)があればソフト食に変更したほうがいいかも知れません。

　きざみ食（極きざみなど）は、きざみ度合いによっては咽頭でバラバラに分解してしまうので、嚥下障害の人には不適切な食形態である場合もあります。

　自分の施設の食事伝票を確認しましょう。場合によっては、軟きざみトロミ食として、きざんだ食材が舌やスプーンでつぶせるかどうか確認してから食べさせる必要があります。

▌(2) 嚥下中の誤嚥

　飲み込んでいる時に食道ではなく気管に入るパターンです。誤嚥と聞くと、このパターンが一番先に思い浮かぶのではないでしょうか？

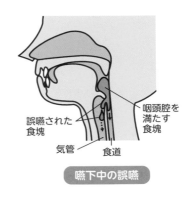

誤嚥された食塊

咽頭腔を満たす食塊

気管　　食道

嚥下中の誤嚥

　このパターンの時は咽頭から喉頭までのどこかの筋肉の動きが悪くなっていたり、食道の入り口が狭くなったりしていることもあるので、医学的なアプローチが必要になる場合があります。

　このパターンは肺炎の再発率が高く、リハビリもかなり困難です。

　胸鎖乳突筋や広頚筋に代表される頚部の外表の筋肉を鍛えることで、多少は咽頭・喉頭筋をフォローできるといわれていますが、私の実感としては、明らかな効果は少ないように感じます。

　食事の形態や量、食事時の姿勢など、患者さんごとに最適な対処方法を探していくしかありません。

(3) 嚥下後の誤嚥

無事に飲み込めたのに、梨状窩に溜まった
ものが食道ではなく気管に入ってしまうパ
ターンです。「うまく飲み込みができた！」と
思ったら、誤嚥してしまったという感じです。

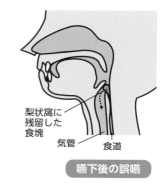

梨状窩（食道の入り口にある凹み）に溜まる
食塊の性状と量によって症状が異なります。

そもそも梨状窩がどこの部位かわからない
人もいますよね。下図は手前側が背側、奥側
が腹側となっています。舌に沿って、口の奥に進むと舌根、喉頭蓋が見え
てきます。喉頭蓋の奥に気管の入り口があります。その背側に、「V」のよう
な披裂という盛り上がった堤防のような部位がわかるでしょう？ その両
脇にあるくぼみ、これが梨状窩です。ちなみに、梨状窩をズイズイッと進
んだ先が食道です。つまり、披裂を境目に、梨状窩から先に行けたら嚥下
成功、気管のほうに行くと嚥下失敗で誤嚥となります。

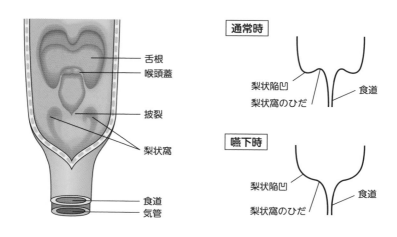

　飲み込んだ食塊がきちんと食道に入れば問題ないのですが、食道の入り口が広がりにくかったり、早く閉じてしまったりして食塊が梨状窩に残ってしまうことはよくあります。食塊が披裂を越えて、気管に入らなければ誤嚥は起こりません。

　では、このパターンの誤嚥を防ぐためにはどうすればよいでしょうか？

　答えは、食物が梨状窩に溜まらないように予防することです。

　これの代表格が「うなずき嚥下」といわれる方法です。

うなずき嚥下

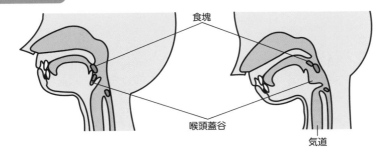

　飲み込み前に上を向いて、うなずきながら飲み込みます。これによって、気管入口部が狭くなり、食道入口部が広くなるので誤嚥の可能性は低くなります。

　また、このパターンの誤嚥を起こしがちな片麻痺の患者さんに対する食事の介助には気をつけましょう。脳梗塞などによる片麻痺があると、麻痺側の梨状窩が大きく膨らんで、ここに食塊が溜まりやすくなり、誤嚥の可能性が高まります。

この予防策として「横向き嚥下」を覚えましょう。

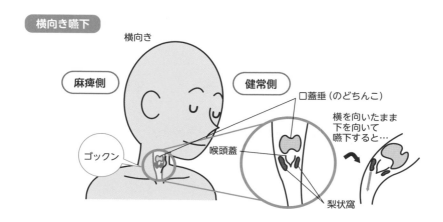

横向き嚥下

横向き

麻痺側　　　健常側

口蓋垂（のどちんこ）

横を向いたまま下を向いて嚥下すると…

喉頭蓋

ゴックン

梨状窩

　座位で横を向いて嚥下すると、反対側（顔を背けてるほう）に食塊が誘導されて、食道入口部は開きやすくなるんです。反対側の梨状窩が開きやすくなるんです。

　片麻痺の患者さんの場合、健常側（麻痺側の反対側）を向いて嚥下することで麻痺側の梨状窩へ食塊が溜まりにくくすることができ、予防につながります（溜まった食塊を、次に嚥下した食塊で食道へ落としやすくします）。

　さらに「一側嚥下」も覚えておきましょう。

　これは座位保持ができない患者さんに対して非常に有効的な手段です。

　まず、ベッドを20～30度にギャッジアップします。

　次に、患者さんの健常側を下にして、30度程度の側臥位にします。

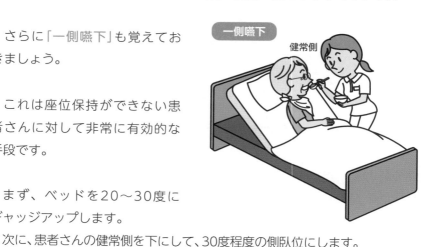

一側嚥下

健常側

　この状態で嚥下すると、食塊は重力によって健常側の咽頭を通過しやすくなります。

　介助者が健常側から食事介助すれば、必然的に患者さんの顔と頚は健常側に向きます。

　嚥下の際、健常側の咽頭を広げ、食塊を通過しやすくするために、軽く麻痺側に顔を押します（やや上を向く感じ）。
　そして、嚥下が終わったタイミングで手を離すと、顔は自然と健常側に向くはずです（やや下向き）。いわば、顔を左右に振る感じですね。そうすることで、麻痺側の咽頭を広げ、詰まっている食塊を食道に落とし、胃からの逆流や嘔吐に備えるのです。

　これに加えて「うなずき嚥下」もやってもらえれば完璧です。

　これを読むと「あれ？」と思う人がいるかもしれません。

　なぜなら、多くの介護の本では「食事介助は麻痺側から行う」と書いてあるからです。

　なぜ、食事介助は麻痺側から行ったほうがいいという意見があるのでしょうか？

　いくつかの理由が考えられます。健常側から介助すると、介助者がパンチされたり、体を触られたりします。また、麻痺側に倒れやすいというのも理由の1つでしょう。

　確かに、健常側から介助すると、このようなデメリットはありますが、メリットもあるということも頭に入れておいてください。

　施設によって介助につく人数や、食事環境は異なるので、患者さんが転倒しないようにフォローできる人数がいる時には、この健常側介助を嚥下リハビリの一環として取り入れてみてください。

▌梨状窩の残留物

　嚥下の際、どんなに工夫しても食塊が梨状窩に残留してしまう患者さんがいます。ただし残留物があっても、あふれなければいいので、まずは梨状窩にどれくらいの量が溜まるかを知っておきましょう。その量より少ない容量のスプーンで食べれば大丈夫なはずですから。

　梨状窩の残留物が披裂を越えて、あふれ出るリミットは、だいたい3mlといわれています。だから経口飲水テストは3mlに設定されているんですね。

　また、梨状窩に溜まっている食塊は、「空嚥下」(空気を飲み込むイメージ)するか、唾液と一緒に再嚥下してもらって、食道に落としましょう。

　特に咽頭期に障害がある患者さんには、繰り返し嚥下することで咽頭残留物を除去する「複数回嚥下」や、異なる物性の食品(例えば食物とゼラチンなど)を交互に嚥下することで残留物を除去する「交互嚥下」も非常に効果的です。

　この嚥下の章を1回読んだだけで理解できる人は1割もいないと思います。復習に復習を重ねましょう。

　嚥下は日常的な行為ですが、医学的に紐解いたことがある人は、耳鼻咽喉科医や一部の先進的な歯科の経験者か、もしくは嚥下マニアくらいでしょう。疑問点は必ず医師に聞きましょう。良いアドバイスをしてくれるはずです。

第6章　胃瘻（PEG）

　生きるためには食べることが不可欠で、食べることができなくなったら生命の維持が困難になることは誰もが理解できます。

　医療の進歩、個々人の死生観の多様化、医師の考え方、介護保険や診療報酬点数を含めた国の方針など様々な要因もあり、今後は経口摂取のリハビリ目的以外の胃瘻は減少してくるかもしれません。しかし、胃瘻については看護師・介護スタッフにとって知っておくべきことはたくさんあります。

　ここでも基本は医師と相談することですが、知識として身につけておくべきことをまとめていきましょう。

看介

胃瘻の目的

　胃瘻とは、胃の中と体外を口腔内や食道を介さずに、お腹に穴を開けて直接結ぶ交通路(瘻孔)のことです。

　本来、胃瘻とは「交通路の穴」そのもののことですが、その穴(瘻孔)に挿入したカテーテルを含めて「胃瘻」、または「PEG」と呼ぶことが慣習となっています。

　かつて、高齢者の延命治療として胃瘻(PEG)が濫用された経緯があり、数年前に胃瘻造設の保険点数が少なくなりました。厚労省は胃瘻の造設件数が徐々に減少すると予想していましたが、実際の実施件数はわずかな減少にとどまっており、厚労省の予測以上には減少しなかったように思われます。

　逆に経静脈栄養は増加しているため、本来であれば胃瘻を造設するはずの患者さんが経静脈栄養などに変更になった可能性もあります。胃瘻を造設すべきではなかった患者さんが造設せずに済んだだけかも知れませんが。

　いずれにせよ、胃瘻の適切な造設件数についてはある程度の期間にわたって数字を追う必要があり、結論はまだ出せませんが、本来の目的を忘れないようにしなければいけません。

　胃瘻の本来の目的とは、経口摂取を取り戻すための手段の1つということです(悪性腫瘍などにより胃の内圧を下げるために造設される場合などもあります)。

　胃瘻の造設により誤嚥性肺炎のリスクを抑え、経口摂取のリハビリを行うことで再び自分の口で食事を摂ることができるかも知れないのです。

　実際に胃瘻の造設後に経口摂取可能となった患者さんが全体の約20%という報告もあり、疾患によって大きく異なりますが、これは低い数字ではないと私は考えます。胃瘻を造設することで結果として自分の口で食事ができるようになったなんて、すばらしい医療の成果でしょう。ただし、その

一方でただ延命しただけに過ぎない例も存在することは想像に難くありません。

「胃瘻は悪くて経静脈栄養のほうが良い」というわけではありません。

胃瘻は使い方によっては非常に良い選択肢となり得るということは覚えておいてください。家族間、主治医と何度でも話をして、悔いのない選択ができるように準備しておきましょう。

「わからないことは主治医に聞く」

これは習慣にしてもよいと思います。どのような状態になっても、主治医が選択肢を与えてくれると思います。

急変時に救急車を呼ぶと、病院で救命処置を施行することになります。もし心臓マッサージや挿管管理を望まない場合は事前に意思表示をしておく必要があります。それと同様に、いざ胃瘻を造設すべきかどうかという状況になった際の意思表示もしておくべきでしょう。

今後も保険点数の増減や医療を取り巻く環境によって、胃瘻に関する状況は変化するかもしれませんが、個々人の死生観には大きな変化はないと思われます。だからこそ、考えられる状況に対して自分でできる意思表示はしておいたほうが良いです。そしてその意思をできるだけ多くの家族・親戚と共有しておきましょう。自分のためだけではなく、いざという時に支援をしてくれる家族などの第三者のためにも。

経口摂取ができなくなった時にどうするか

人間は老化とともに、筋力と意欲が低下していきます。

つまり、加齢とともに、食べ物を噛む力や消化する力が弱くなり、食欲も減退するので、病気の有無にかかわらず、人間はいつかは経口摂取ができなくなるのです。

老化が進行＝経口摂取困難
　　　　　＝嚥下機能低下
　　　　　＝窒息・誤嚥性肺炎のリスクが高い
　　　　　＝死亡リスクが高い

この等式も理解できると思います。当然の流れですよね。

では、実際に経口摂取ができなくなった場合に何ができるのかを考えてみましょう。基本的に考えられるのは次の3つです。

(1) 何もしない

これが最も自然の摂理にかなっていると思います。脱水状態となり、最期を迎えます。

この方法を選ぶ際には家族の理解が非常に重要です。

まれに「病気になっても病院で点滴さえすれば治るんだ」と考える御仁もいらっしゃいます。

もし、介護施設などで患者さんが亡くなった場合、「何で病院に行かなかったんだ！　病院に行ってれば死ななかったのに」と訴えられたら、現状では我々が負ける可能性もあります（医学は万能ではなく、不可能なことだらけなんですがね……）。

(2) 経静脈栄養

　末梢点滴、CV(中心静脈)カテーテル、CVポートによる水分や栄養の投与です。消化管を使用しない延命方法ですが、特に末梢点滴は非常に身近な医療なので、延命治療と考えない人は多いようです。

　「最期に点滴くらいはしてやりたい」という家族の声をよく聞きます。最期が近い時に何かしてあげているという家族の満足感に寄与する部分は無視できないところです。ただし、看護師が24時間常駐の施設でなければ点滴の維持は困難な場合もあります。

　ところで、高齢者の四肢の静脈はライン確保が困難な場合もあるため、その後の対応も考えておく必要があります。

　経静脈栄養を継続する場合は、CV挿入もしくはCVポート埋め込み術を施行する必要があります。

　レントゲン検査のできない施設でどうしてもCVを施行せざるを得ない場合、私は大腿静脈か外頚静脈からの挿入だけにとどめていました。レントゲンでチェックできない状況下で、内頚静脈・鎖骨下静脈へのCV挿入は、余程のことがない限りやらないと思います。どこからの挿入であれ、感染などのリスクを考慮すると、安易にはCV挿入は施行できません。

　施設でのCVポート埋め込み術は、私は全て大腿静脈への埋め込みでした。しかし、CVポートの埋め込み場所は内頚静脈か鎖骨下静脈がベストと思いますので、特に理由がない場合は病院で手術するほうが良いでしょう。

　CVポートについて、いくつか押さえておくべきこと述べます。そもそも、

CVポートがどんなものかわからない人や初めて聞いた人は、インターネットなどで調べてくださいね。

　まず、留置する場合ですが、頚部（内頚静脈）・前胸部（鎖骨下静脈）からのライン確保の場合はポートの埋め込みは前胸部になります。これ以外に、大腿静脈の場合は鼡径靭帯より頭側の下腹部や大腿外側への埋め込み、上腕部に埋め込むタイプのものもあります（上腕内側が多いですが、筆者は外側を好んでいます）。

　基本的にはカテーテルの先端部をレントゲンで確認する必要があるため、在宅で埋め込むことは困難です。どうしても在宅で埋め込む際には、筆者は感染リスクの了承が得られた場合に限って、大腿部に施行します。医師によっては在宅でも上腕部に埋め込む方もいらっしゃるかもしれませんが、上腕部CVポートの場合は肘関節と肩関節の2つの関節部を通過するためにカテーテル先端部の可動域が大きくなるため、レントゲンで先端部を確認したほうが良いと考えます。

　実際の管理についてですが、必ず、使用したCVポートの種類を確認してください。
　ポートの種類によって血流の逆流を確認すべきタイプ、確認しないほうがいいタイプ、はたまた、確認することができないタイプなど様々です。
　必ず確認したうえで管理するようにしてください。

　また、CVポートを使用する際には必ずヒューバー針（専用の特殊な針）を使用しなければダメです。
　普通の注射針や点滴針の使用はポート破損など（ヒューバー針が通過するセプタム部が削られて穴が空いたりします）の原因になりますので、禁忌です。たとえ少量の採血でも禁忌です。

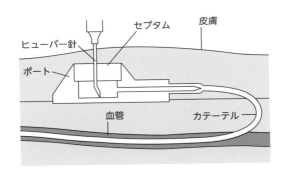

在宅でCVポートを管理する際の注意点はたくさんあります。
カテーテルの詰まりだったり、刺す時の消毒だったり、いろいろです。

その中でも最も注意しなければならないことが、感染です。

赤くなったり、腫れていたりした時、または注入がスムーズではなくカテーテルの詰まりが疑われる際には、すぐに受診したほうがいいでしょう。

最後に、「皮下点滴はどうですか？」

こういう質問をしばしば受けますが、筆者はどちらかというと否定的です。
実際、自分に皮下点滴をしてみれば、ほぼ皆さん、私と同じ感想を抱くと思います。
どうしても皮下点滴を施行したい人は、皮下点滴に悪い印象を持ってない先生を探してください。最近は皮下点滴に対して肯定的な論文もあるようなので、皮下点滴推進派の医師もいると思います。

(3) 経腸栄養

経鼻胃管、胃瘻、小腸瘻などです。消化管を使用します。

経口摂取と同様に消化管を使用しますので、生理学的には理にかなっています。また、甲状腺ホルモン製剤のように内服薬しか存在しないものでも継続できるというメリットがあります。

経鼻胃管のデメリットは何といっても本人の違和感と誤嚥リスクの増大でしょうか。鼻孔潰瘍にもなりやすいです。

また、自己抜去や事故抜去のリスクも高いです（ちなみに、自己抜去と事故抜去は別物です。患者さんが自分で抜く行為は事故抜去で自己抜去。体位変換の介助中などに抜ける場合は事故抜去）。

小腸瘻は胃瘻の小腸バージョンで、カテーテルの先端が胃から十二指腸の先の空腸まで届いているものです。詳細はここでは割愛します。

次項からは、胃瘻についてもう少し詳しく説明していきます。

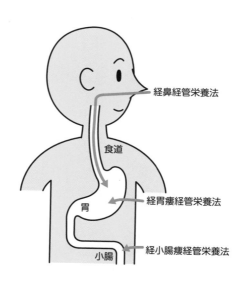

経鼻経管栄養法

食道

経胃瘻経管栄養法

胃

経小腸瘻経管栄養法

小腸

胃瘻(PEG)の造設

　本章の冒頭で述べたように、本来、胃瘻とは「交通路の穴」そのもののことですが、その穴(瘻孔)に挿入したカテーテルを含めて「胃瘻」、または「PEG」と呼ぶことが慣習となっています。ここでは、胃瘻≒経皮的内視鏡的胃瘻造設術(PEG)と考えて、述べていきます。

【胃瘻の造設方法】

- 内視鏡的造設術(局所麻酔)
- 開腹造設術(全身麻酔)
- 腹腔鏡下造設術(全身麻酔)
- 透視下造設術(局所麻酔)
- 盲目的造設術(局所麻酔)

などの種類があります。

　胃瘻が必要な場合には、患者さんの状況によって造設方法を選択しますが、一般的には内視鏡を使って施行することが多く、内視鏡的造設が不可能な場合には開腹で造設します。

　胃瘻の適応にはざっくりいって、次の2つがあります。

【適応】

- 経口摂取に問題あり

認知症、脳血管疾患、外傷、誤嚥性肺炎の反復、喉咽頭～噴門部狭窄など。

- イレウスの減圧目的

　胃の幽門部以下の狭窄により胃から先が詰まっていると、胃がどんどん膨らんでしまい、その結果、食道逆流を起こして、GERD(胃食道逆流症)や誤嚥性肺炎を発症します。これを予防するために、胃瘻を造設して、膨ら

んだ胃から逃げ道を作って減圧します。

【禁忌】

● 医学的理由

内視鏡や全身麻酔ができない、胃前壁が腹壁に近接されない、出血傾向がある、腹膜に炎症がある、妊娠しているなど。

● 倫理的理由

予後不良、本人・家族の同意が得られないなど。

胃瘻の交換

看 介

　胃瘻は定期的に交換する必要があります。これは、カテーテル内部が栄養剤や薬剤で汚れて細菌感染の原因となることや、胃壁側のストッパーやバルーンが胃液などによって劣化するためです。

　患者さんにとっては早期の交換が良いと思われがちですが、交換の際には、病院への搬送、合併症のリスクなど、社会的・経済的・身体的負担が伴います。また医療スタッフが変わると、患者さんの精神的負担も大きくなるので、この点も無視できません。したがって、頻繁に交換することが必ずしも良いとは限らないのです。

胃瘻カテーテルの種類

　胃瘻カテーテルのチューブの長さとストッパーの形の違いから、カテーテルは大きく4種類に分けられます。

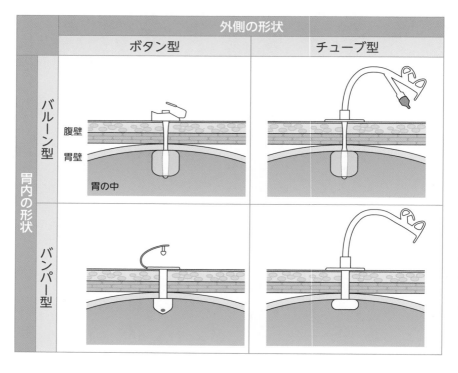

　バンパー型は耐久性の高いものが多く、抜けにくいのですが、交換時のリスク（瘻孔の破壊など）が高くなります。6カ月ごとの交換が一般的で、通常は病院において内視鏡下で交換します。

　バルーン型は交換が比較的容易なのですが、抜けやすいというリスクがあります。1〜2カ月ごとの交換が一般的です。

　具体的な胃瘻の交換方法ですが、カテーテル切断法と非切断法があります。

　切断法は体表でカテーテルを切断し、胃の中に落としたストッパー部分は内視鏡で回収します。経口内視鏡が必要であり、施設や在宅で施行することは現実的には困難です。

　非切断法は用手的交換ともいわれています。
　ずぽんっと引っこ抜いて、ぶすっと挿入するだけ。内視鏡を使用せずに挿入できるので、病院以外でも施行可能です。ただし、引き抜く時と挿入する時の2回、瘻孔損傷のリスクがあります。

　切断法と非切断法、どちらも一長一短ですね。

　いずれの方法でも、交換後にカテーテルがきちんと胃の中におさまっていることを確認する必要があります。
　交換後の確認については「胃瘻交換後の確認」(P117)を参照してください。

胃瘻交換における問題点・合併症

胃瘻カテーテル交換に伴う合併症には様々なものがあります。

● 出血

主に胃壁や瘻孔表面の損傷が原因。多くの場合は体表からの適度な圧迫で容易に止血できますが、胃壁側の損傷による出血は、止血困難となるケースもあります。

● 感染、炎症、疼痛

交換時の胃酸や抜去挿入などに伴う反応性のものが多く、軟膏処置で軽快します。ただし、体表面以外のケースでは施設や在宅での対応が困難となる可能性があります。

● 腹腔内誤留置、誤挿入

時に致命的な転帰をとります。

主な合併症はこの3つですが、何といっても、3番目の腹腔内誤挿入が非常に怖いです。胃瘻カテーテルの先端が胃内ではなく腹腔にあり、そこに栄養剤が注入され、腹膜炎などを発症してしまうと、開腹手術以外では救命できないこともあります。

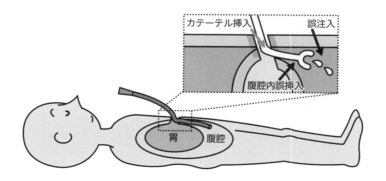

胃瘻交換後の確認

胃瘻カテーテルが確実に胃内留置されたかどうかを確認するには、内視鏡で直接医師の目で確認する方法や、造影剤を注入してレントゲンで確認する方法などがあります。

ちなみに、かつては聴診法、送気法、胃の内容物を吸引する方法などでチューブの胃内留置を確認していましたが、現在ではこれらは推奨されていません。腹腔内誤挿入の場合でも胃内留置の時と同様の送気音が聞こえるためです。

最近は、胃瘻に直接挿入してストッパー部分のバルーンが胃内にあることを直接目視できる超小型内視鏡も普及してきました(筆者はこの方法で行っています)が、それがない場合は、従来通り、口や鼻から内視鏡を挿入するか、造影剤を使用してレントゲンで確認することになります。

胃瘻で造設される瘻孔は胃壁と腹壁が密着することで形成されます。
その瘻孔は薄い膜状であり、造設後、時間があまり経過していなかったり、患者さんの栄養状態が悪かったりすると、瘻孔の壁である膜はますます弱くなってしまい、交換時に損傷しやすくなります。

筆者は、胃瘻造設後、少なくとも最初の交換時には、緊急の事態に備えて設備の整った病院での施行を推奨しています。初回から病院以外の場所で交換せざるを得ない場合は、施行する医師が責任を持ち、リスクを家族にも説明したうえで施行するべきです。

どんな方法で交換したとしても、絶対に忘れてはいけないことは、交換したあとに医師に胃瘻使用の再開の指示をもらわなければいけないことです。許可があるまでは絶対に胃瘻を使わないようにしてください。

経鼻胃管

　ここで、胃瘻とは関係ありませんが、経鼻胃管についても触れておきます。鼻孔から胃までチューブを入れるには2つ理由があります。

　（1）イレウスなどで消化管の内圧が上昇してしまうことを防ぐため
　（2）胃に薬剤、水分、栄養などを入れるため

　最近、免許を取得された看護師は経鼻胃管の挿入経験がないかもしれません。なぜ、ベテランの看護師は経鼻胃管の経験があるのに、最近の看護師は経験がないのでしょうか？

　それは、事故が多発したからです。男性の尿道カテーテルと同じですね。事故の内容は、ほとんどが誤挿入です。食道ではなく、気管支に挿入してしまったんですね。そして、胃に入ってないのに栄養剤などを注入してしまったわけです。

　万が一、誤挿入しても、正しく挿入し直せば良いんです。

　そして、重要なのは正しく胃に入ったことをどのようにして確認するかです。

　病院では必ずレントゲン撮影を施行し、正しく挿入できていることを確認します。

　では、病院以外の場所ではどうすれば良いでしょうか？

　介護施設や家にレントゲンはないので、昔ながらの方法で確認するしかありません。
　カテーテルチップを使用し、心窩部の聴診で空気が入っているブクブク音が聴取できるかどうか、胃の内容物（胃液など）が吸引できるかどうかで確かめるしかありません。
　その際、医師が聴診し、看護師がカテーテルチップを操作するケースが多

いと思います。この時、必ず最初は吸引してください。次いで空気を入れましょう。

　病院以外の場所で経鼻胃管を行うかどうかは担当医師の判断次第ですが、筆者は、ケース(1)で意思疎通が可能な患者さんに限って施行します。レントゲン確認なしで薬剤や栄養の注入は怖くてできません。エコーができる環境ならば、胃エコーで確認しながら注入するという荒業もできなくはないですが、筆者ならばやりません。

　(2)の場合は絶対に挿入したいと思いませんし、実際に行ったこともありません。もし施行するなら医師に責任を持ってやってもらってください。医師から看護師がやるように指示されることもあるかもしれませんが、危険性を医師に訴えたうえで、医師自身に施行してもらうよう必ずお願いしてください。

　また「何度も自己抜去してしまい、その度に病院へ受診させるのは困難なので施設で挿入してほしい」と施設側から懇願されるケースもあると思います。しかし、それでも施設では施行すべきではありません(そもそも、何度も自己抜去してしまう患者さんの場合は、経鼻胃管の適応ではないと思いますが……)。

　ちなみに、経鼻胃管を自分で経験してみたことがある人はいますか?

　やったことない人は機会があれば是非一度やってみてください。すっごく痛くて、すっごくつらくて、すっごく違和感が強いです。筆者は二度とやりたくないと思いました。自己抜去する患者さんの気持ちはとてもよくわかります。なので、筆者は経鼻胃管はあまり好きではありません。

日常管理

　胃瘻の日常管理については看護師だけでなく家族・介護・リハビリスタッフにも確実に覚えていただきたい内容です。手順を追いながら説明します。

(1) 胃瘻カテーテルの種類は？　バルーン型orバンパー型

　ボタン型かチューブ型かは一目瞭然ですが、ストッパー部分は胃の中にあるので、バルーン型かバンパー型かは、病院からの診療情報提供書で確認しないとわからない場合があります（たいていはバルーンを膨らませる注水口の有無でわかりますが）。

　これは患者さんを安全に管理するために絶対に必要な確認事項です。胃瘻の患者さんを担当する際には必ず確認しましょう。

(2) カテーテルの外部ストッパーは回転しますか？

　チューブ型のストッパーは体表から1〜2cmの余裕を持たせてください。体型は変わります。ゆるむことも多いので油性ペンでのマーキングも必須です。

　また、どのタイプでも抵抗なく、くるくる回転させられることが大事です。毎日1回以上、実際に注入する前に必ずくるくる回転するか確認しなければいけません。

　重要なのは、ストッパーを回転させる際に、カテーテルを軽く胃内に押し込んで回すことです。

　もし抵抗が強ければ胃内のストッパーが胃壁に埋もれてしまっている可能性があります。もし抵抗感がある場合は、無理に回転させず、注入する前に必ず医師に確認してください。

(3) チューブは皮膚に対して垂直ですか?

　服を着せた時にカテーテルが押されて傾いていると、瘻孔の片側に圧力が加わって虚血状態(血が十分に通わない状態)になり、感染や瘻孔破綻の原因となります。

　カテーテルを隠すために衣服の中に入れてある状態をしばしば見かけますが、これはやめましょう。どうしても隠したい場合は、カテーテルを直角に曲げる固定版を購入したり、ボタン型に交換できないかどうか医師に相談してみてください。

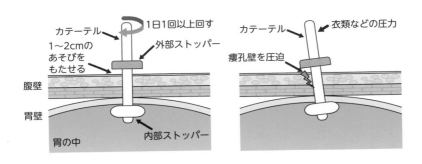

(4) バルーン型の場合、水はいつ交換しましたか?

　胃内のバルーン内の水は自然に減少してきます。放置すると事故抜去の原因になります。交換する水は必ず蒸留水を使います。生理食塩水や水道水を使うと抜けなくなる可能性があります。また、バルーン内の水の量はキットによって違いますのでご注意を。

(5) 胃瘻からの注入前に

　栄養剤などを注入する前に胃内のガスを脱気する必要があります。脱気せずに注入すると、胃内がパンパンになって逆流し、創感染や誤嚥性肺炎の原因となってしまいます。

　チューブ型の場合はふたを開けるだけで脱気できます。

　ボタン型の場合は逆流防止弁がついているので、キャップを外すだけでは脱気できません。逆流防止弁の位置もキャップを開ければすぐわかるものと、胃内の先端部分にあるものがある(右図矢印)ので、注意してください。胃瘻カテーテルの種類によって脱気方法が変わりますので、わからない場合は造設した病院へ問い合わせましょう。

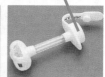

イディアルボタン　　　　カンガルーボタンⅡ

(6) 胃瘻からの注入後に

　投与終了後、ボタン型の場合はチューブ部分を取り外して洗浄することができます。

　チューブ型は取り外しができないので、洗浄の際には気をつかう必要があります。汚れなどで交換する場合は、前述のようなリスクだけでなく、使用期間が短い場合は保険適応とならず、自費になってしまう可能性もあります。

　では、実際にチューブ型をどのように洗浄するのか、勉強しましょう。

まず、カテーテルを水でパルシングフラッシュします。

その後4～10倍に薄めた酢をカテーテル内に充填することでpH4以下に保ち細菌の繁殖を抑制することができるといわれています。

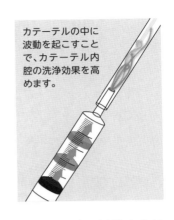

カテーテルの中に波動を起こすことで、カテーテル内腔の洗浄効果を高めます。

パルシングフラッシュとは、カテーテルをフラッシュまたは洗浄する際に、プランジャー(注射器の押す部分)を押す・止める・押す・止めるという動作を続けて行うことで、カテーテル内に波動を生じさせ、カテーテル内腔の洗浄効果を高める方法です。

プランジャーを止めながらフラッシュしたほうが内腔をきれいにすることができるんですね。

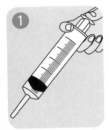

❶ 5ccの酢水をシリンジに充填

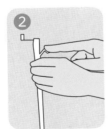

❷ 小キャップを閉める

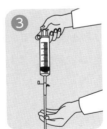

❸ 酢水の注入

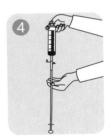

❹

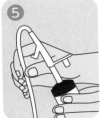

❺ カテーテルをクランプ

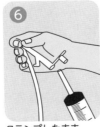

❻ クランプしたままシリンジをはずす

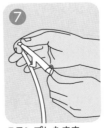

❼ クランプしたままキャップをする

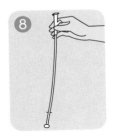

❽

　酢水を使用せずに専用の洗浄液を使う施設もあると思いますが、値段が高いので、スーパーなどで売っているもの（ミツ○ンなど）でも十分です。

　酢を使用してチューブ型の洗浄をする際の注意点ですが、市販の酢1ccに対して水道水4ccの割合で5倍に薄めます。胃の中に入っても大丈夫な食用酢を使いましょう（施設によって何倍に薄めるのかは異なる場合もあります）。

　注意してほしいのは、酢で洗うのではなく、「酢を充填する」という点です。その理由を説明します。

　酢はpH2〜3と強い酸性の液体です。酸性度が強いほど細菌の繁殖を抑えることができます。したがって、酢がすぐに流れ出るよりは、カテーテル内に留まっていたほうが細菌繁殖の可能性を低く抑えることができるんです。だから、充填する必要があるんですね。

　ついでに、酢と水を混ぜる割合ですが、病院によっては「酢：水＝1：9」としているところもあるようです。諸説ありますが、市販の酢を使用するにあたっては、10倍まで薄めるよりは5倍程度のほうがpH値のブレが少ないと思います。

　高校で数学を勉強した人は、$p = \log_a(x)$を思い出してください。実際にどのように考えるか、数学が好きな人は計算してください。大部分の人は計算したくない、「ろがりずむ」なんて見たくもない、何で数学なのに数字以外のアルファベットが出てくるんじゃい！　と考えていると思いますので、まあ5倍くらいに薄めて使えばいいんだって覚えておいてください。

　もちろん、酢を水で薄めずに原液で使うのも細菌対策としてはOKです。
　ただし、原液の酢と胃液が混ざると、世にも奇妙な鼻がぐんにゃりする臭いがします。やはり適当に薄めたほうが良いと思います。

胃瘻のトラブル1（皮膚）

看 介
● ○

不良肉芽
ふ りょうにく げ

　胃瘻の周囲の皮膚は常に清潔を保っておく必要がありますが、胃瘻は胃に通じている瘻孔なので、どうしても少量の粘液が出てきます。

　瘻孔の入り口の部分に、赤い肉が盛り上がってきたり、茶色っぽい粘液が付着しているような状態を見たことありませんか？
　瘻孔周囲の肉の盛り上がりは不良肉芽
ふ りょうにく げ
（不必要な盛り上がった肉のこと）のことがあります。

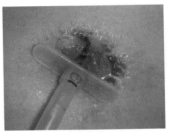

不良肉芽

　これを放置しておくと乾燥して固まり、スキントラブルや炎症・感染の引き金にもなります。

　胃瘻は患者さんの体と一体になっている、体の一部分ですので、良好な状態を維持するようにケアする必要があります。

　スキンケアの具体的な方法としては、ぬるま湯を湿らせたガーゼや薄めの布を指に巻き、眼脂（めやに）や口周りの汚れを除去するのと同じように
がんし
毎日、丁寧に汚れを取り除くことが良いといわれています。市販の綿棒を水で湿らせて使用するのも良いでしょう。

　粘液や不良肉芽からの浸出液が認められる場合は、こより状にしたティッシュペーパーをカテーテル周囲に巻いておく方法もあり、この方法

は、ガーゼに比べると浸出液の吸収が比較的良いといわれています。お金もかかりません。ティッシュでこよりを作る際には、きつく巻く必要はありません。具体的には、ティッシュを半分に切り、3回転（360°×3）するだけの軽く巻いたこよりのほうが粘液の吸収が良いです。

　不良肉芽ができていて、出血しやすい状態の時は、赤ちゃんや子猫の眼脂をそっと拭きとるように、努めてやさしく行いましょう。

　出血した場合は、軽く圧迫するだけで止血できます。もし止血できても、服用している薬によっては重大な転帰をとる場合もあるので、必ず医師・看護師に報告して相談してくださいね。

■ 血餅 <ruby>血餅<rt>けっぺい</rt></ruby>

　瘻孔の周囲に沿ってちょっとカサカサしていて茶色や黒っぽい小さな塊を、見たことありますか？

　これは血餅（かさぶたのこと）といって、わずかに滲み出た粘液や血液が乾燥して付着したものです。瘻孔からの浸出液も、明らかな漏れもない状態ですが、この状態は好ましくありません。

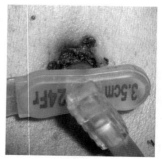

血餅

　無理に取り除く必要はありませんが、細菌繁殖の母地となるため、できれば除去されているほうが良いです。

　入浴やシャワーで洗浄しながら除去しましょう。または水分をたっぷり含ませたガーゼなどで局所をしばらく湿潤させておくと除去しやすくなります。

　普段の手入れは水道水で清拭や洗浄します。洗浄後に消毒をする必要はありませんからね？　念のため。

　皮膚には元来常在菌が存在しており無菌ではないため、消毒して殺菌や制菌するのではなく清潔に保つことが重要です。

圧迫による発赤

　瘻孔周辺が赤くなることはよくあります。

　赤くなった部分は、治療ではなく介護ケアが重要な場合もあります。まずは見落としがちなケースをまとめてみます。

　胃瘻の皮膚のストッパーは下図のような丸いタイプと細いタイプが多く、このストッパーが皮膚にあたっていると発赤ができてしまいます。

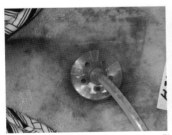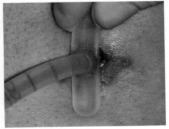

発赤

　この場合の発赤への対処ですが、ストッパーを皮膚と垂直になるようにセットしましょう。
　お化粧に使うパフやスポンジ、ティッシュで作ったこよりなどをストッパーと皮膚の間にはさんで、垂直になるようにします。多くの場合は数週間で発赤は退縮します。

127

特にチューブ型の胃瘻の場合は気をつけなければいけません。服を着せる時にカテーテルが皮膚と垂直になっていないと、皮膚が圧迫されてしまいます。どうしても服の中にカテーテルを隠したい場合は、市販の直角に曲げるストッパーを購入したり、ボタン型への交換を医師に相談しましょう。

発赤だけで済めばまだましなほうですが、放置すると血流が不足して皮膚潰瘍ができてしまい、余計な感染を増やしてしまいます。

発赤があると即座に医師の処置や外用薬の処方が必要だと考えている看護師や介護スタッフは多いのですが、明らかな炎症や感染徴候が認められた場合は、洗浄の量や回数を見直し、発生要因を取り除くことが最優先です。抗生物質の投与や胃瘻使用の中止といった医療的処置よりも、ベッドサイドでのケアが一番重要なのです。

また、胃瘻周囲に滅菌ガーゼを使用する必要はありません。ガーゼの使用は、固定するテープや、発汗によるガーゼの湿潤によるスキントラブルの原因にもなり得ます。褥瘡処置での注意点とほとんど同じですね。

▍炎症による発赤

瘻孔からの漏れが続く、瘻孔周囲が清潔に保てない、血餅が長期間存在するといった場合、細菌感染による発赤が起きやすくなります。

明らかな炎症や感染徴候が認められた場合でも、治療よりも先にケアについて考え、洗浄の量や回数を見直し、発生要因を取り除くことが最優先です。もちろん同時に医師にも相談し、治療を同時に行う場合もあります。

見落としがちな発生要因として、栄養剤などの注入速度が速すぎる場合

があります。下痢の時も同様ですが、注入速度を100ml/時以下まで落とすことも検討しましょう。

　抗生物質の投与や胃瘻使用の中止といった医療よりも、ベッドサイドでのケアが一番重要なんですね！

胃瘻のトラブル2(注入できない)

　　胃瘻のカテーテルから注入するものは栄養剤、白湯、薬剤、洗浄用の酢水です。これらは、栄養剤キットで点滴注入したり、カテーテルチップ(注射器)で注入したりしますが、もし注入できない場合は、その理由を必ず頭に思い浮かべなければいけません。

カテーテルが原因

　　カテーテルの折れ曲がり、断裂、詰まりなどです。

　　カテーテルが折れているだけなら、直せば良いことです。

　　カテーテルの断裂については、どの部分に通過障害があるかが重要です。チューブ型のカテーテル部分の断裂は胃瘻交換が必要となります。

　　カテーテルが詰まっている場合は、カテーテルの内腔の汚れが原因で、薬剤などが付着しやすくなっていると思われます。頻繁に詰まる場合には、洗浄方法に問題があるのかもしれません。見直してみましょう。

胃の内部が原因

　　胃の内部において、カテーテルの通過障害がある場合です。
　　このケースは、介護スタッフだけでの対応は絶対にやめてください。絶対に看護師が対応してください。

　　カテーテルの先端が胃壁に埋没していたり(バンパー埋没症候群)、小腸

瘻などのように胃内のカテーテルが長いと、途中で折れ曲がっていたりすることが考えられます。バンパー埋没症候群については後述（P136）します。

　カテーテルが胃の中で折れ曲がっていて、それをカテーテルチップを使って、圧力をかけて直そうとする際には医師に確認してください。

　ぐにゃぐにゃに折れ曲がっている長いホースに、勢いよく水を流すと、ホースがめちゃめちゃ暴れますよね？
　カテーテルの長さと先端の留置場所によっては腸管損傷もありえます。注意しましょう！

　また、カテーテル自体に問題がなくても、注入できない場合があります。それは胃内の圧力が高まっている場合です。
　胃の出口である幽門部、その先の十二指腸、空腸、回腸、結腸のどこかに通過障害があって、注入物が先に進まず、逆流してしまうんです。

　このケースの原因は様々です。
　便秘や手術既往、腫瘍などによるイレウス（腸閉塞）、炎症や心不全、老衰などによる腸管の蠕動運動の低下、または単に注入速度が速すぎる（注入物が肛門方向へ流れる速度を超えて注入してしまう）、などいろんな原因が考えられます。

　この状態になると、当然、胃瘻から注入物が逆流してきたり、場合によっては、胃の入り口である噴門部から食道へ逆流し、誤嚥性肺炎や窒息を引き起こす危険性もあります。

　重要なのは、注入時に気づいたことはどんな些細なことでも、医師に報告・相談することです。これを習慣づけていきましょう。

　胃瘻からの注入、逆流という言葉が出てきたついでに、注入時の体位についても知識を深めておきましょう。

　注入の際、仰臥位（仰向け）、腹臥位（腹ばい）、右側臥位（右側が下）、左側臥位（左側が下）、どの体位が適していて、どの体位がNGでしょうか？

　下図を見てください。基本的に胃の出口（幽門）に流れやすくすることを考えると、仰臥位と右側臥位が適していると考えられます。

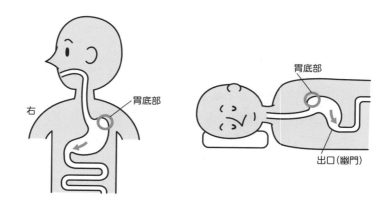

　ところが最近、右側臥位を否定する論文が徐々に増えてきています。

　「胃底部が脊柱に引っかかり食残が溜まりやすく、胃の入り口（噴門）を刺激して逆流を惹起しやすい」という主張です。

　しかし、胃の造影検査では右側臥位でバリウムなどの造影剤を流していくので、仰臥位と右側臥位を基本としましょう。

　ちなみに、左側臥位については絶対禁忌ではありません。
　ガリガリの痩せ型で、亀背（背中が丸くなっている）が激しい人には左側臥位が良い適応の場合もあります。

胃瘻のトラブル3(下痢)

経管栄養で一番多い悩みは下痢でしょう。

下痢が続くことで注意しなければならないのは「脱水」です。

下痢の原因は多岐にわたります。1つずつ対応策を勉強していきましょう。

酸化マグネシウムなどの緩下剤が多い

これは医師と要相談です。決して看護師の独断で下剤を減量しないように。

栄養剤の浸透圧が高い、粘度が低い

「ツインライン®NF」の粘度はやや高め、「ラコール®」はやや低めです。

浸透圧は低いほうが、粘度は高いほうが下痢になりにくいです。粘度についてはトロミ剤と大いに関係してきます。詳しくは「トロミ剤について」(P140)を参照してください。

栄養剤には保険適応の医薬品に分類されるものと、保険がきかない食品に分類されるものがあります。食品に分類されるものは処方できません。どんどん新しいものが出てきますので、定期的に主治医に確認してください。

注入速度が速すぎる

胃瘻からの注入速度は適切ですか？

「●時までに終わらせたい」という意図から、終了時刻から逆算して速度を決めることはやめてください。例えば、次のようなイメージです。

昼の注入は600mlで、注入開始が13時になってしまった。17時には申し送りが始まるから、片づけを考えると15時半には終わらせたい。だから2時間半で600mlだから240ml/時の速度で入れよう。……これ、最悪です。

速度が速ければ速いほど、下痢、嘔吐、逆流性食道炎、誤嚥性肺炎のリスクが高まります。理想的な注入速度は100～200ml/時以下です。教科書によっては200～400ml/時と書いてありますが、推奨できません。

その他の原因

● 乳糖不耐症
乳糖を含まない製品の選択（大豆原料のもの）を検討しましょう。

● 食物繊維不足
食物繊維を投与しましょう。

● 感染性腸炎の発症
便培養、経腸栄養の中止、腸炎の治療が必要です。また抗生物質の副作用で下痢になることもあります。

● 腸管粘膜の萎縮
グルタミン製剤、食物繊維の投与を検討します。

● 腸内細菌叢の乱れ
食物繊維、オリゴ糖、乳酸菌製剤の投与を検討します。

いろいろありすぎて、よくわかんないですよね。医師・看護師と相談しながら、少しずつ原因と対策を考えていきましょう。

胃瘻のトラブル4(事故抜去)

　事故抜去とは、自己抜去やバルーン損傷による自然抜去など、予定外の抜去のことです。

　事故抜去が起きたら、可及的速やかに再挿入する必要があります。瘻孔は1日たらずで閉鎖してしまうからです。

　再挿入が翌日になる場合は、その間は水分を注入できないので、点滴ラインの確保が必要となる場合があります。医師の指示を仰いでください。

　事故抜去の際、最も懸念されるのは、抜去時に内部ストッパーで瘻孔内部が傷つくことです。瘻孔壁は薄い膜のようなもので非常に壊れやすいのです。

　特に、抜けそうで抜けないような時に、胃瘻カテーテルの先端が瘻孔壁を破って腹腔内に入ることが非常に怖いんです。

「腹腔内誤挿入」→「腹膜炎になると救命できない可能性も」

この最悪の流れになることを何としても食い止めなければいけません。

抜けてしまった！　と思ったら、次のことを速やかに行ってください。

- 上司、看護師に報告して、状態の確認(バイタルチェック)
- 経過表の確認(血圧、脈拍、体温、排便の有無など)
- 注入予定の内容(栄養剤、薬剤)と時間の確認
- 医師に連絡し、指示を受ける

これらは必須事項です！
それと、絶対に自分で胃瘻カテーテルを再挿入したりしないように！
傷害、殺人未遂、殺人で捕まってしまうかもしれませんよ！

看 介 胃瘻のトラブル5(バンパー埋没症候群)

　バンパーの埋没は胃の内側と体の表面の両方に障害が発生する可能性が
あります。

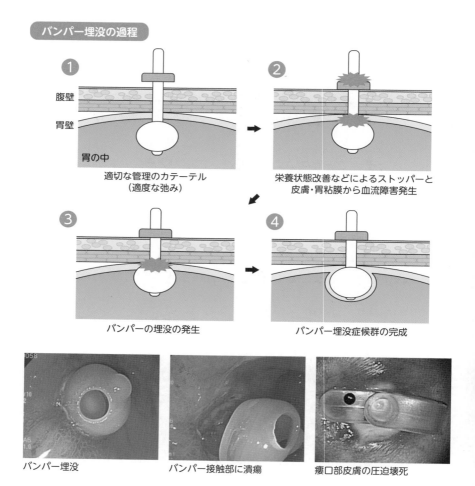

バンパー埋没の過程

① 適切な管理のカテーテル
（適度な弛み）

腹壁
胃壁
胃の中

② 栄養状態改善などによるストッパーと
皮膚・胃粘膜から血流障害発生

③ バンパーの埋没の発生

④ バンパー埋没症候群の完成

バンパー埋没

バンパー接触部に潰瘍

瘻口部皮膚の圧迫壊死

　胃壁接触部に出血性潰瘍を形成し、皮膚側には圧迫による皮膚の虚血や
炎症が発生します。消化管出血や虚血による壊死は死亡リスクが高く非常
に危険です。

　下図の左は完全型、右は不完全型バンパー埋没症候群です。

　完全型と不完全型、どちらの場合も治療には開腹か内視鏡的手術が必要です。

　不完全型の場合、くるくる回せないですが、隙間があるため栄養剤の注入はできます。

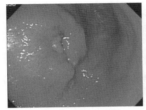
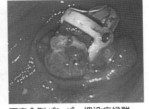

完全型バンパー埋没症候群　　　　不完全型バンパー埋没症候群

　胃瘻から注入できるなら異常なしと考えている看護師やベテラン介護スタッフが非常に多いので、よく覚えておきましょう。

　前述の「日常管理」（P120）でも説明しましたが、このような状態を未然に防ぐためにも、ストッパーをくるくる回せるかどうかが非常に重要なんですね。

入浴について

　胃瘻のケアに関する質問で多いのが、入浴についてです。

　通常、胃瘻と全身状態に問題がなければ、シャワーは術後1週間、入浴は術後2週間くらいまでには可能となります。その際、造設した医師に必ず確認し、指示を受けてください。術者によってはシャワーは翌日からOKという場合もあります。

　シャワーや入浴の時には、露出した胃瘻カテーテルをビニールやポリウレタンフィルムで覆う必要はありません。

　胃瘻周辺の皮膚を清潔に保つためには、むしろ胃瘻カテーテルが露出した状態で、通常の石鹸やボディシャンプーをつけて体を洗い、シャワーで洗い流すほうが効果的です（フィルムで覆うほうが良い場合もありますので、造設した医師に確認してください）。

　シャワーや入浴後は、乾いたタオルなどで胃瘻周囲の水気を拭きとり、必ず自然乾燥させます。ドライヤーは絶対使用不可です。熱風による皮膚へのダメージだけではなく、瘻孔部やカテーテルの破損にもつながります。

　皮膚が乾燥しやすい人はスキンケアのあと、速やかに保湿クリームを塗布すると効果的です（10分以内が理想的）。

　また、瘻孔部から栄養剤や消化液が漏れている場合は、疎水性クリームや白色ワセリンを塗布することでスキントラブルを予防できます。

　医師と相談しながら、患者さんごとに理想的な方法でケアをしていきましょう。それが患者さんのQOL向上につながります。

ベッドサイドケアの重要性

胃瘻周辺の発赤などは現場でよく見かけると思いますが、パッと見るだけでは感染なのか感染ではないのか、判別が難しい場合もあります。経過を知らずに発赤を見ただけでは、どんなトラブルなのか判別することは非常に難しいのです。

胃瘻の皮膚トラブルを防いだり最小限に抑えるためには、日々の経過を医師も含めて全員で把握することが非常に重要です。

「微熱が出た日があった」、「昨日、浸出液が少し赤かった」、「元気がない」などなど、何か気づいたことがあれば医師に伝える、これが非常に重要なんです。

胃瘻の皮膚トラブルと患者さんの全身状態は、普段最も近くで観察している家族と看護・介護スタッフが一番よく知っています。

医師は患者さんの状態を見て、なぜこの症状が出ているのか、どのようなプロセスがあったのかということを含めて考えて、ベストの処置や治療を考え出していきます。

つまり介護・看護スタッフの気づきが患者さんの治療に直結するんです。

看護師だけでなく、介護スタッフも人間の命に関わっていて、命を守る、QOLを高めるための重要なポジションなんです。

トロミ剤について

トロミ剤にはいろんな種類があります。

第1世代（デンプン系）、第2世代（デンプン＋グアーガム系）、第3世代（キサンタンガム系）などの種類があり、さらに液状と粉末タイプがあります。寒天を使用した固形化栄養剤に関する論文も増えてきています。

どの種類のトロミ剤を使うかは、医師と管理栄養士の好みによりますが、トロミがつくまで短時間で、ダマも少なく、唾液の影響が少ない第3世代を選んでいる施設が多いと思います。

ちなみに、液状タイプはそのまま入れるだけなので手間は少ないですが、水にトロミはつけられません。粉末タイプは一度水にトロミをつけてから使用するので手間が増えます。

どちらのタイプを使うにしろ、トロミをつけたい食べ物によって使用量を変えなければいけません。

例えば、あるトロミ剤を使って冷水、お湯、冷たい牛乳にトロミをつけるとします。全て同じトロミ具合にするには、冷水には2g、お湯には3.5g、冷たい牛乳には1.5gといったように、トロミ剤の量を変える必要があるんです。さらに付け加えると、食材による違いも出てきます。同じ味噌汁であっても、わかめ中心の具の時と豆腐中心の具の時ではトロミ剤の分量も変わります。

トロミ剤は時に、実に効果的に相手を窒息させる武器になりますので、めちゃめちゃ気をつかってください。

経口摂取する食べ物や飲み物に対してはトロミ剤を使用するしかありま

せんが、経管栄養のための栄養剤は、最初から半固形になっているタイプの栄養剤を採用する施設も増えてきています。

　施設によって胃瘻の患者数や日勤看護師の人数は異なるので一概にはいえませんが、今後は半固形タイプを使用する施設がもっと増えてくると思われます。

　経管栄養の患者さんは消化管機能が低下することが多いですが、半固形タイプのメリットとして、注入した時に胃を適度に膨らませて、胃が本来持っている「貯留する」「十二指腸・小腸へ送り出す」能力を活かすことができるという点があります。

　半固形タイプのその他のメリットとしては、胃に栄養剤が溜まってくれることで食道や胃瘻への逆流を軽減できること、液体と違って粘度が高いため、注入する際には加圧バッグを使用することで注入時間が短時間で済むこと、より生理学的に正常な消化管の使い方に近づくため、消化管酵素の分泌異常や下痢を軽減できることなどがあります。

　加圧バッグを使用する際には、圧を150mmHg〜300mmHg以下に調整して、粘度が高い半固形栄養剤（B型粘度計（20度、3〜6回転/分）で20,000mPa・秒）を、十分な量（300〜600ml）で、短時間（10〜20分）で注入するようにしましょう。短時間で注入が終わるだけでなく、注入後の体位制限がないので、ベッドのギャッジアップ角度を必要以上に気にする必要がありません。

　短時間で終わるということは、褥瘡の発生をさほど気にせずに、患者さんの最も安全で安静な体位を保持できるということです。ちなみに、ギャッジアップ角度30〜50度が、仙骨部の褥瘡とポケットの形成を最も促進するといわれています。覚えておいてくださいね。

　液体栄養剤症候群(Liquid Formula Syndrome)って聞いたことありま

すか？

　これは、一次性（Primary Liquid Formula Syndrome）と続発性（Secondary Liquid Formula Syndrome）に分けられます。

　一次性液体栄養剤症候群は、非生理的な注入に起因する合併症のことで、瘻孔周囲への漏れによる皮膚の炎症、食道への逆流による誤嚥性肺炎、下痢などの消化管症状、高血糖などの内分泌異常などのことです。

　続発性液体栄養剤症候群は、廃用性萎縮、褥瘡、ADL・QOLの低下、精神的苦痛などのことです。

　ちょっと頭が良くなった気がしませんか？

　看護・介護記録に「胃瘻からの注入による一次性液体栄養剤症候群は認めなかった」などと書いてあるとかっこいいですね。

　半固形タイプの注入によって、液体栄養剤症候群の発症頻度を低下させ得ることは非常に大きなメリットです。

　もちろん、デメリットもあります。

　まず、液体栄養剤よりも胃がパンパンに膨張しやすいので、胃の切除後の患者さんに対しては禁忌です。長期間液体タイプだった患者さんに対して半固形タイプに変更する際には医師の指示によって徐々に変えなければいけません。

　ほかには、液体タイプをトロミ剤で粘度を高くして使用する場合などは看護・介護サイドの手間がすごく増えます。トロミ剤を使う場合、毎回同じ粘度に調整することは非常に困難です。また、加圧バッグとトロミ剤の購入のために出費も増えます。

　栄養剤を使用する環境は患者さんによって異なるため、様々な要因を総合的に考えて、最も良いと思われる栄養剤を使っていきましょう。

第7章　点滴

　点滴を見たことがない日本人はほとんどいないと思います。

　幸か不幸か、点滴という医療技術は日本人にとってはとても身近なものです。また、今後は高齢者の増加によりベッド数が不足するため、病院ではなく、自宅や介護施設などで最期を迎える人が増えてくることが予想されます。

　点滴は水分の補充が目的であり、手足からの点滴には栄養はほとんど入っていません。

　本章で取り上げている点滴の調節方法などは、病院以外でも重要になってきますので、特に看護師免許を持っている人は頭に入れておくべき知識です。

点滴の滴下時間の調節方法

点滴は何滴で1mlになるのかは、決まっています。
小児用は60滴で1ml、大人用は20滴で1mlです。

昔は15滴や19滴で1mlの点滴セットもありました。しかし、2009年4月1日以降は発売禁止になっています。施設に置いてあるセットの使用期限とともに、何滴で1mlのキットなのかは必ず確認が必要です。

● 輸液セットが、成人用20滴/mlの場合。
　　時間量を3で割った数が、1分間の滴数です。
　　例：時間60ml→1分に20滴、時間120ml→1分に40滴。

● 輸液セットが、小児用60滴/mlの場合。
　　時間量がそのまま、1分間の滴数です。
　　例：時間60ml→1分に60滴、時間120ml→1分に120滴。

小児用のセットのほうが微妙な調整ができるってことですね。
成人用の1滴は小児用の1滴の3倍の量です。
例題を考えてみましょう。

生理食塩水500mlを5時間で点滴する場合。
1時間で500÷5＝100ml。つまり60分で100ml点滴。

成人用の場合→1mlは20滴なので、100mlは2000滴。
2000滴を60分ゆえ、2000÷60＝33　よって、1分で約33滴。

小児用の場合→1mlは60滴、100mlは6000滴。
6000滴を60分ゆえ、6000÷60＝100、よって、1分で100滴。

　この計算方法は一番根本的で、面倒な方法です。すでに学んでいる計算方法でも構いませんので、自分にとって一番わかりやすい計算方法で必ずできるようにしてください。

- 1時間で　α[ml]　点滴する場合。
　　小児用点滴では、1分で　α[滴]
　　成人用点滴では、1分で　α÷3[滴]
　　（成人用のほうが1滴の量が多い、3倍の量だから、1/3の滴数となる）

　点滴の滴下速度に関しては、計算するのは医師ですが、現場で速度を調節するのは看護師の仕事です。点滴の速度が速すぎると心不全を引き起こしてしまう可能性があります。看護師以外の人は点滴の速度を勝手に変えてはいけません。

　ゆえ、予め何時に交換するか決まっている場合は、最初から綿密に再調整を繰り返さなければいけません。

　はい、ではここで皆さん大好きな最近の看護師国家試験の問題をやってみましょう。

【第98回午後41】

500pの輸液を2時間で行う指示が出された。
1p約20滴の輸液セットを用いた場合の1分あたりの滴下数はどれか。

[1] 約40滴　　　[2] 約60滴　　　[3] 約80滴　　　[4] 約100滴

どうでしょうか？

わからない人や間違えた人は相当反省して、勉強しなければいけません。

解答です。

1時間で250pを点滴する。1p20滴のセットってことは、成人用。
よって、250÷3＝83.333。
だから答えは[3]の約80滴となります。

　訪問看護ステーションを利用している患者さんは医師の特別指示書によって介護保険ではなく医療保険となる場合もありますので、介護施設に勤務している看護師でも点滴についての知識は忘れないようにしてください。

　中には施設での点滴はありえないと考えてしまう人もいるかもしれませんが、それはあくまでも介護施設の都合しか考えていない看護師です。

　最近は訪問診療を行う医療施設はかなり増えてきています。そして、昔の病院外での限られた医療とは異なり、自宅や介護施設で受けられる医療も病院の医療レベルに近づいています。

　もちろん全ての医療行為ができるわけではありません。
　しかし、現在では人工呼吸器や人工透析も自宅や介護施設で施行できるようになってきています。
　一昔前では考えられないことですが、機器の進歩と医師・看護師・介護体制が充実してきたことにより可能となりました。
　訪問診療を患者さんが望み、介護側の体制も整い、国も推奨している。しかし、訪問診療をする病院・クリニック側のスキルの問題で施行できない……。こんな状況だけは避けたいものです。

　入院せずにQOLを保ちたいという患者さん本人と家族の意思を最大限尊

重し、少しずつ関与できる部分を増やしていくための努力はずっと続けていかねばなりません。

　クリニックや病院以外で働いている看護師にとって、点滴はどこまでいってもつきまとう手技なので、勉強しておきましょう。

　なお、点滴を指示する医師は、前述の「不感蒸泄」（P38）に加え、心臓や腎臓や甲状腺の機能の個人差やADL、本人・家族の希望も考えたうえで何本点滴するか、睡眠時間はどれくらいだから何時間くらい活動性が低いのか、点滴はヘパロックしても問題ないのかどうか、など様々なことを考えて指示を出すんです。

　点滴の指示が出た時には注意深く考えてみる癖をつけていきましょう。

　なぜこの量の点滴の指示なのか、1時間あたりの滴下量はなぜこの量なのか、などなど。

　基本的に患者さんによって点滴の量と滴下速度の指示は異なると思います。

　考えてみて、それでもわからない時は医師に聞いてみてください。

　もし、どの患者さんにも同じ指示をする医師がいたら、

　「先生、どの患者さんに対しても指示が同じなのはなぜですか？」

　と聞いてみてください。

　もしこの質問に対して露骨に嫌な顔をしたり理由がなかったりする医師がいたら……、私はそんな医師に診てもらいたくないですね（笑）

指示を漫然と施行するだけでは実力はつきません。

指示の意図を理解しようとする努力は怠らないようにしていきましょう。

患者さんのためです。

点滴の誤差について

何度も何度も微調整を繰り返しても誤差が出てしまう点滴速度について勉強しましょう。

●秒でN滴と数えた場合、時間量にあたって±1/Nの割合で誤差が生じ得ます。

例えば、大人に成人用点滴セットで10秒に9滴に調整した場合、計算すると60秒＝1分で9×6＝54滴、1時間だと54×60＝3240滴の滴下があります。成人用点滴セットは20滴＝1mlなので、1時間で3240÷20＝162mlの量の点滴となるはずですよね。

ですが、実際にはこんなに正確な量を点滴することは困難です。
9滴数えて点滴した場合、時間量あたり1/Nの誤差が入るので、
162÷9＝18mlの誤差が出ます。
つまり、1時間で162mlの点滴をしようとしても、実際の量は、
162±18mlとなり、144〜180mlのように1時間で約40mlも差が出てしまいます。

1時間で40mlを多いと捉えるか少ないと捉えるか？　どう感じますか？

1時間で40mlということは、12時間で480ml（ほぼ点滴1本分）の誤差になります。24時間では点滴2本もの誤差になります。
高齢者にこんな誤差のある点滴をしてしまうとあっという間に心不全が増悪してしまうかも知れません。
1時間で40mlの誤差はめちゃ怖いって思ってくださいね。

もうちょっとわかりやすく図解してみましょう。

簡単に考えられるように、3滴だけ見て点滴を調整したとします。

右図を見てください。

上から下への矢印が時間の方向。

黒丸が滴下をあらわし、色がついている区間が観察した時間と考えてください。

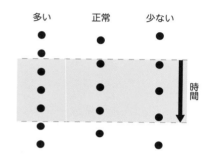

どれも観察している間に3滴落ちていますが、滴下の間隔は全く違います。

つまり、同じ3滴でも、前後ぎりぎりで数え損ねている場合と、間隔ぎりぎりで数えている場合では、さらに長時間点滴を続けた場合の量には大きな差がでます。

真ん中を正しい点滴量・点滴速度とするならば、図の左のパターンでは1滴多くなり、右のパターンでは1滴少なくなります。

全部で3滴の間に1滴前後するので、1/3もの誤差が生じてしまうんですね。

例えば、5時間で200ml入っている点滴を2つでトータル400mlの点滴をするように医師から指示があったとしましょう。さらに、この時の点滴は微調整したほうが良い患者さんなので、小児用点滴セットを使用するとしましょうか。

さて、こんな場合について考えてみましょう。

5時間で400mlということは、1時間で80mlです。

ということは、小児用点滴セットを使っているので、1分間で80滴となります。

　1分＝60秒で80滴なので、6秒で8滴とすれば計算は合います。

　さて、6秒で8滴に調節して、5時間後まで観察しなかったらどうなるでしょう？
　5時間後に400mlが理論値ですが、8滴数えたので、400÷8＝50mlの誤差が出ます。つまり、5時間後には350mlしか入っていない場合や、450mlの速度で点滴されている場合があるってことなんです。

　ほとんどの病院や施設では、点滴の指示を出すのは医師で、実際に患者さんの手元で点滴の調節をするのは看護師だと思いますが、看護師の皆さんはどの程度の時間で点滴速度の再調節をしていますか？　何滴くらい数えて調節していますか？

　人によって千差万別だと思いますが、多くの看護師は10秒以内、数える量は10滴以内での点滴チェックをしていると思います。

　実際の臨床現場では、患者さんの体動（ベッド上で寝ているのか、歩いているのかなど）や点滴がどの場所に入っているか（手甲か、前腕か、下肢かなど）によっても点滴の落ち方は変わります。ゆえに、誤差はどうしても生じてしまうものですが、10滴数えることができれば、誤差は1/10であり、つまりは1割です。

　その時の状況や求められる精度（心不全や腎不全など、患者さんの状態によっても変わります）、点滴の種類（遅くなってから滴下が進んでいないのに気づいても、むやみに早められない点滴もあります）によって、観察頻度やチェックの時間も考えられるようになるとすばらしいと思います。

📖 注射伝票の読み方

例） ① 生理食塩液500ml　　　　　　　　　　　　　　×3
　　 ② セフトリアキソンナトリウム水和物1gキット　×1
　　 ③ フロセミド（20mg）1A iv　　　　　　　　　　×1
　　 24時間キープで。

　介護施設などでこんな指示が出た時、どう解釈すればいいでしょうか。
　まず、点滴の指示が出たらライン確保をします。
　この時はなるべく太い留置針で確保しましょう。
　もし病院へ搬送された場合、治療内容にもよりますが、三方活栓からフラッシュをしたりするのに針が細いとうまくできないことがあるためです。
　また24時間キープの場合、細い針でゆっくり点滴すると、詰まってしまうことがあります。上の指示では24時間キープとあるので、22Gよりも太い針でのキープが理想的です。
　次に指示の中の、どれが維持輸液（ベース）で、どれが側管からつなぐものかを判断しなければいけません。
　看護師なら何となくわかると思いますが、上の指示では①がベースで、②と③が側管ですよね。基本的には抗菌薬は側管です。

　処方箋と違い、「×」が数字の前にきてます。
　頓用の指示と同じで、「×数字」はそれを何回やるかです。

　①は生理食塩液500mlを3つ、合計1500mlを24時間かけて同じ速度で点滴し、その他に側管からセフトリアキソンナトリウム水和物1gキットの点滴を1回と、フロセミド1Aのiv（静脈内注射）を1回施行するという意味です。
　決して、セフトリアキソンナトリウム水和物1gキットを24時間かけてゆっくり点滴するという意味ではありませんからね、念のため。医師によって書き方には癖があるので、よくわからない時や自信がない時は必ず医師に確認してください。

第8章　褥瘡

「じょくそう」と読みます。床ずれのことです。長時間、同じ姿勢を取っていると、体重などの圧迫によって血流が滞ることで発生します。

いったん発生してしまうと、なかなか治癒しません。非常に厄介です。

病気は予防と治療が大切ですが、褥瘡の予防は患者さん本人にできることはほとんどありません。誰かががんばって予防してあげて、治療しなければいけません。

だからこそ、医師の手が必要になる前段階の介護・看護のレベルで食い止める「予防」が重要になります。

予防については他書に譲り、本書では医師側の視点に立った内容を勉強しましょう。

あなたの努力で命を救ってください。

褥瘡の基本と評価

　褥瘡は、医師を始め医療・介護スタッフ全員が悩むものです。

　現在、褥瘡の定義や治療法に関しては、様々な学会で喧々諤々の議論が行われている状態です。おそらく今後、褥瘡に関するゴールデンスタンダードは随時変わっていくと思われます。

　しかし、もし定義が変わろうとも、基礎的な考え方は変わりませんので、ここでは褥瘡の基礎的な知識を勉強していきましょう。
　（なお、「褥瘡」と「褥創」とありますが、本書では日本褥瘡学会に倣って「褥瘡」を用います）

　まず、褥瘡の発生理由について。

　褥瘡は主に皮膚の血流障害による虚血が原因で発生します。

　仰臥位となった際、後頭部や肩甲骨部、仙骨部、踵部（かかと）などには体重がかかりやすく、細い血管が圧迫されて虚血状態になりやすいため、褥瘡の好発部位（できやすい場所）となります。

　右側臥位や左側臥位の場合には、大腿の大転子部（足のつけ根の外側のでっぱり部分）などに体重がかかりやすくなります。

　ちなみに、何時間くらい虚血状態になると褥瘡が発生してしまうと思いますか？

　24時間くらい？　それとも12時間程度？　いやいや4〜5時間？

これにも様々な意見がありますが、圧力のかかり方によって20分から2時間といわれています（細い血管が脆くなっていてダメージを受けやすい糖尿病などの基礎疾患がある人は、ひょっとしたらもっと短時間かも知れません）。

1時間もかからないような短時間の手術で、手術は成功したのに、褥瘡ができたということがたまにあります。

体位変換を2時間ごとに施行するというルールを採用している施設は多いと思いますが、このルールは案外、理にかなっているんですね。

褥瘡の対処で重要なのは予防です。
まずは褥瘡を発生させないための予防策を考えていきましょう。

ただし、患者さんの入院・入居環境によってマンパワーも違うので、こうするべきと押しつけることはできません。
時間ごとに体位変換する場合でも、看護師と介護スタッフ全員でできる予防策を十分に何度も話し合って決めてください。これに関する相談を断る医師はいないと思いますので、適宜、医師に相談して決めましょう。

褥瘡の評価

すでにできてしまった褥瘡に対して、医師がどのように評価するかを知っておきましょう。

評価するにあたって、まずは発生部位と大きさを確認します。
大きさは○cm×○cmという書き方をします。この大きさによって保険点数も変わってきますので、この確認は重要です。

次に深さを確認します。

「表皮だけで発赤のみ」、「真皮まで到達」、「真皮を越え皮下組織を損傷」といったように褥瘡の深さを確認します。少しでも窪みがあるならば、真皮に到達しています。これは一番深い部分で評価します。

さらに、感染の有無、浸出液の有無を確認します。

これは治療方法の選択に大きく影響します。

膿が出ていたり、炎症が強かったりする場合は感染している可能性が高いです。黒い部分があれば、それは壊死組織かもしれません。

そして最後に悩ましいポケットの有無です。

これらを適切に評価し、治療方法を決定していきます。

褥瘡のケア

看 介
● ○

　褥瘡治療の基本は、予防の基本でもあります。次の3箇条は褥瘡の治療と予防に共通する非常に重要な基本事項です。この3箇条を常に念頭に置いて褥瘡に対処してください。

- 清潔に保つこと
- 適度な湿潤状態を保つこと
- 血流(酸素・栄養)を保たせること

　褥瘡は予防方法と治療方法がほとんどシンクロしますので、医師・看護師以外の人がどれだけがんばっているかが明確に予後に関わってきます。家族や介護スタッフが優秀な場合は非常に良くなる場合が多いのです。

　本屋さんに行くと、褥瘡だけを扱った専門書がたくさん並んでいます。これらの専門書は情報が盛りだくさんですが、逆に重要な部分がわかりにくくなっています。
　上記の3箇条が根本です。ぜひ、根本的な考え方を本書で身につけてください。
　医師以外の人であれば本書の内容だけでも十分だと思いますが、基本だけでは不安に感じて、褥瘡に関する分厚くて詳しい専門書に手を出そうかと考えている人に、強く言いたいことがあります。
　本書の内容を完璧にマスターすれば、分厚い本を読む必要はほぼないです。
　あとは経験が補ってくれます。まずは基本をマスターしてください。本書の内容を完璧にマスターすれば、何を読んでも基本の部分は同じことが書いてあることがわかると思います。マスターしたうえで、さらに積み重ねる時になって初めて分厚い本を物色してください。

　体位変換が困難な患者さんに褥瘡ができやすいのは、体重がかかる部分（後頭部、肩甲骨周辺、腰回り、踵部、肘などなど）が圧迫されて血流が低下してしまうからです。糖尿病の患者さんに褥瘡が発生しやすいのは、血管がもろくなっているからなのです。

褥瘡の処置

　発症してしまった褥瘡の処置も、前述の3箇条を踏まえつつ、次のような処置が基本となります。

- 体位変換によって同じ場所の血管が圧迫されてしまうことを防ぐ。
- 洗浄することで清潔に保つ。
- 褥瘡からの滲出液が多い場合は滲出液を吸収できる外用薬（塗り薬）を使用する。
- 細菌感染した場合は殺菌作用のある外用薬を使用する。
- 乾燥している場合には保湿作用のある外用薬を使用する。
- 壊死した部分（黒くなってしまった場合）は切除する。

　切除は医師にしかできませんが、それ以外の処置は医師以外でも可能です。体位変換、患部を清潔に保つこと、外用薬の塗布（医師の指示にしたがってください）は非常に重要です。

　外用薬の基本的な部分は後述しますが、医師によっては褥瘡について全く不勉強で知識がゼロに等しい医師もいます（もちろん非常に優れた医師もいます）。特に訪問診療をしている医師には注意してください。主治医がここで説明している褥瘡ケアの基本を無視している場合、クリニックを変更してください。諸事情で不可能な場合もあるかと思いますが、基本を知らない医師や看護師が多いことは知っておきましょう。

褥瘡のステージ・分類

　褥瘡のステージ・分類の詳細については分厚い本に任せて、本書ではざっくりと基本的な考え方をマスターしましょう。

- 皮膚に消退しない発赤が認められる状態
- 真皮までの損傷（皮下脂肪は見えない）
- 皮下組織までの損傷（骨・腱・筋肉は見えない）
- 皮下組織を越える損傷（骨・腱・筋肉が見える）

　この他に、パッと見ただけではわからないくらい深い傷（ポケット）や、壊死してしまった壊死組織などの分類もありますが、本書では家庭や介護施設、非専門医によるかかりつけクリニックでも対処可能な上記4つに関しての知識を深めていきます。

褥瘡のステージと原因

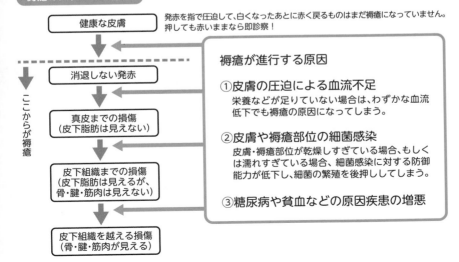

発赤を指で圧迫して、白くなったあとに赤く戻るものはまだ褥瘡になっていません。押しても赤いままなら即診察！

健康な皮膚

消退しない発赤

真皮までの損傷
（皮下脂肪は見えない）

皮下組織までの損傷
（皮下脂肪は見えるが、骨・腱・筋肉は見えない）

皮下組織を越える損傷
（骨・腱・筋肉が見える）

ここからが褥瘡

褥瘡が進行する原因

①皮膚の圧迫による血流不足
　栄養などが足りていない場合は、わずかな血流低下でも褥瘡の原因になってしまう。

②皮膚や褥瘡部位の細菌感染
　皮膚・褥瘡部位が乾燥しすぎている場合、もしくは濡れすぎている場合、細菌感染に対する防御能力が低下し、細菌の繁殖を後押ししてしまう。

③糖尿病や貧血などの原因疾患の増悪

前図に示したような原因があるために褥瘡は増悪していきます。

③はかかりつけの医師に任せるとして、原因①と原因②については医師以外の人のがんばりで改善・解消が可能です。

原因①に対しては、数時間ごとに必ず体位変換して皮膚の圧迫を解除し、十分な栄養と水分を摂取してもらい血管内の血液を維持させます。

原因②に対しては、洗浄・清拭して清潔を維持して適度な湿度を保つことで細菌が増えるのを少しでも防ぎます。

つまり、褥瘡の治療、予防は前述の3箇条につきるのです。

この3箇条は非常に重要なので、あらためて再掲しておきます。

- 清潔に保つこと
- 適度な湿潤状態を保つこと
- 血流（酸素・栄養）を保たせること

繰り返しますが、褥瘡のケアは介護する側の意識と介護のやり方を変えるだけで非常に大きな効果を生み出せます。意識とやり方を変えるだけで、先ほどの図の下向きの矢印を上向きに変えることができ、予防と治療の効果が同時に得られます。がんばってください。

さて次に、褥瘡のステージごとの処置について勉強しましょう。特に真皮以下の損傷については悩む人が多いようです。

外用薬に関しては、医師によって好みがあるので限定することはできませんがガイドラインで推奨されているものの中で、比較的多くの病院、介護施設で使用されているものを紹介します。

消退しない発赤がある場合

【日常生活のチェック】

　体の1点に圧力がかかるのを回避するために、体圧分散マットレスを使用しましょう。最近は椅子に座る際に円座を使用する人は少なくなってきました。褥瘡がある場合には円座は絶対に使用しないようにしましょう。

　褥瘡ができた原因は、現在の日常生活、介護のやり方にあるわけです。まずは日常生活の中で何が問題なのかを見直すことが重要です。

　座位保持が可能でも自分で体位変換できない人の場合、15分毎に体位変換を行ったほうが良いと言われています。テレビの前に15分以上同じ姿勢で座っていませんか？

　どのステージの褥瘡であっても、褥瘡の増悪防止には、定期的に多職種と一緒に見直すことが重要です。ご自身や家族だけで問題点が見つけられることは少ないため、褥瘡が進行する前に第三者(ケアマネージャー、介護スタッフ、看護師、医師)に必ず相談してください。消退しない発赤を甘く見ている医療・介護関係者がいた場合には、速やかに担当者や主治医を変えることを強くすすめます。

【洗浄】

　患部の洗浄には石鹸を使用して問題ありません。赤ちゃん用の石鹸でも良いです。アルコールなどで消毒することは避けたほうがいいでしょう。刺激になったり、乾燥が進んだりすることで褥瘡が増悪する場合があります。

【外用薬】

　創面保護効果の高い油脂性基剤を使用します。

　白色ワセリン、酸化亜鉛(亜鉛華軟膏)、ジメチルイソプロピルアズレン(アズノール軟膏)などを使用します。

　水疱ができた場合も同様の外用薬を使用しますが、洗浄の際は水道水だ

けで優しく洗浄し、水疱を破らないようにしてください。水疱が破れてしまった場合には次に述べる「真皮・皮下組織までの損傷、皮下組織を越える損傷がある場合」に準じてください。

真皮・皮下組織までの損傷、皮下組織を越える損傷がある場合

【洗浄】

　患部の洗浄の際、皮膚の損傷がある部分には石鹸などは使用しません。日本国内であれば水道水で十分です。赤ちゃんをお風呂に入れる時をイメージして、同じくらいソフトに、できればぬるま湯でぱしゃぱしゃと、やさしくなでるように洗いましょう。ある程度水圧があったほうがいいと思われがちですが、そんなことはありません。園芸用品の小さな水やりボトルを使用している人がいて、いい感じでした。ペットボトルをそのまま利用するのも簡易的でいいと思います。

　洗浄中に出血した場合、ガーゼなどでほんの少しだけ軽く圧迫する程度で良いです。出血するということは、そこに血が通っていて、栄養分が届いているということです。強く圧迫して止血することは避けましょう。ガーゼに少し血がにじむくらいでいいと思います。

【外用薬】

● 滲出液が多い場合の外用薬

　滲出液吸収作用を有する水溶性基剤を使用します。

　カデキソマー・ヨウ素（カデックス軟膏）、ポビドンヨード・シュガー（ユーパスタコーワ軟膏）を使用します。

　これらには感染抑制作用があるため、感染創で滲出液が多い場合も、同じものを使用します。

　肉芽促進が遅延している場合は、肉芽形成促進作用のあるポビドンヨード・シュガー（ユーパスタコーワ軟膏）を使用します。

　ちなみに、上記の中で最も吸水能が高いものはカデキソマー・ヨウ素(カデックス軟膏)です。

● 滲出液が少ない場合の外用薬
　親水性基剤の中でも、乳剤性基剤を使用します。
　感染創には、スルファジアジン銀(ゲーベンクリーム)、非感染創には、トレチノイントコフェリル(オルセノン軟膏)を使用します。

● 壊死組織がある場合の外用薬
　カデキソマー・ヨウ素(カデックス軟膏)、ポビドンヨード・シュガー(ユーパスタコーワ軟膏)、スルファジアジン銀(ゲーベンクリーム)を、滲出液の量によって使い分けます。

● 肉芽が十分に形成されて、表皮の範囲を増やして創の縮小をしたい場合の外用薬
　ポビドンヨード・シュガー(ユーパスタコーワ軟膏)を使用します。

　感染・壊死組織がある場合でも、十分な洗浄が最も重要です。そのうえで抗菌薬の使用や外科的処置が必要な場合もありますので、必ず医師に相談してください。

医療・介護の現場

　ここでは実際の現場の話をします。

　ろくに循環管理もせずに、壊死したら切除と四肢切断を簡単に施行し、俺たちは切断をすることで命を救っていると自負し、日本トップクラスの手術数だと自己満足に酔いしれている医師らが在籍する病院。

　オムツやシーツ交換は1日1回と決まっているからと前述の3箇条を完全に無視し、褥瘡ができたら救急車を呼べばいいという介護施設。

　年に数回疥癬が集団発生しても根本的対策は取らずに繰り返し発生させる介護施設。

　壊れたエアコンの修理もしない介護施設。

　実際に現代の日本にもあるんです、このような病院や介護施設が。このような病院や介護施設は褥瘡のケアだけでなく、あらゆる治療やケアにおいて、まともな病院や介護施設とは比べるまでもありません。点滴や内服薬のちょっとした見直し、介護の方法を変えるだけで四肢切断や病院搬送は格段に減る可能性があるのですが、そのような意識は皆無です。ただし、このような病院や介護施設は院長や理事長などトップの意識が変わらない限り、方針は変わらないので、スタッフの一部が意識改革をしても変革はできないと思います。難しいですよね。病院や介護施設は確かに有資格者がやっていますが、どのような倫理観に基づいて経営しているかはわかりにくいです。読者の皆様にできることは、最低限の知識を得て施設側と何度でも話をするしかないと思います。

第9章　急変時の対応

　急変というのは急に容態が変化したことを指しますが、医療現場では、ほっとくと命の危険があるくらいヤバくなった状態をいいます。

　どんなに健康に見える人であっても急変する可能性はあります。不整脈などで急に心臓が止まりそうになったり、食事をしていて喉に食べ物を詰まらせてしまったり。命の危険性は無限大です。

　その危険性も、高齢になればなるほど、高くなっていくことは誰にでも想像できると思います。さらに看護・介護が必要なレベルならば危険性はより高くなるでしょう。

　多くの人は、急変が起きると、焦ってしまって何をしたらいいのかわからなくなると思います。だからこそ、最低限の知識を頭に入れておかないといけません。

急変が起きたら

「急変」……本当に嫌な響きですよね！

いざ急変が起きた時、頼りにされてしまうのは医師と看護師の宿命です。

急変した時に何をやらなければいけないのか、これは自分の中で何度もシミュレーションを重ねておく必要があります。

急変時に必要な物品がどこにしまってあるのか確認しておくことも重要です。

また、急変が起きた時にどこに搬送するのか、誰が電話をするのかなど、事前に施設や家庭内で約束事を決めておく必要があります。

いろいろ確認すべきことがありますが、看護師として一番重要なことは、**患者さんから離れないこと**です。

介護スタッフは、看護師がいる場合には指示にしたがって電話や必要な物品を取りに走ってください。看護師がいない場合には、その場での急変時対応のリーダーになる必要がありますので、誰がどう動くのかを指示しなくてはなりません。

急変時に、物品を取ってきてもらう、119番に電話する、病院や家族に連絡する、といったことは、昼間なら施設長やケアマネージャーなどの事務方が、夜勤帯は介護主任などにやってもらうのがベストだと考えます。

医療・介護スタッフが最も重要視すべきことは患者さんの命とQOLです。

　急変時、看護師などのその場にいるリーダーが患者さんのそばから離れてしまっては、最も大切な「患者さんの命」を疎かにしかねません。

　施設側は積極的に電話などの対応をしてくれないかもしれませんが、一番大切なこと、絶対に守らなければならないことに対する考え方は皆同じはずなので、想いを共有しておきましょう。

意識レベルの確認

　意識レベルとは、覚醒状態に応じて、患者さんの状態を端的に評価するものです。

　JCS（Japan Coma Scale）とGCS（Glasgow Coma Scale）という2種類があり、脳外科などではJCSよりもGCSのほうが好まれますが、介護の現場ではJCSのほうが簡便で使いやすいでしょう。

　JCSを簡単にまとめます。大きくⅠ群、Ⅱ群、Ⅲ群の3つのレベルに分けられています。

> Ⅰ群（1ケタ）：覚醒している（何もしなくても自然に目を開けている）
> Ⅱ群（2ケタ）：刺激で覚醒する（刺激を与えれば目を開ける）
> Ⅲ群（3ケタ）：刺激しても覚醒しない（刺激しても目を開けない）

　このように、まずは目を開けているかどうかによって大別します。

　さらに、ここから各群を3つに細分化します。つまりJCSは全部で9つのレベルがあります。

Ⅰ群：目を開けている

　1：ぼんやりしている、はっきりしない
　2：見当識障害あり（時、場所、人がわからない）
　3：自分の名前や生年月日がわからない

　ここはどこ？　生年月日はいつ？　これに答えることができれば、まあいい感じです。

Ⅱ群：刺激で目を開ける

　　10：普通の声かけで目を開ける

　　20：大声や体をゆすると目を開ける

　　30：痛み刺激を与えてやっと目を開ける

　Ⅰ群と区別するために2ケタの数字を使用します。

　体をゆする時には肩をたたくようにして、首がぐらんぐらん動かないようにゆすりましょう。

　痛み刺激は、医師以外は肩や二の腕をつねるようにしてください。

Ⅲ群：痛み刺激でも目を開けない

　　100：痛みに対して払いのけるような動作をする

　　200：痛みで手足を少しだけ動かしたり顔をしかめたりするだけ

　　300：痛みでも全く反応がない

同様に区別しやすくするために3ケタで表現します。

　テレビドラマで「意識レベルはⅢの300です！」と叫んでいるシーンがありますが、これは単に「300です！」というのと同じ意味です。

　介護スタッフは、1ケタ（Ⅰ群）、2ケタ（Ⅱ群）、3ケタ（Ⅲ群）の分類ができれば十分だと思います。

　看護師は大雑把ではダメですよ！　完璧に覚えてください。

　余談ですが、かつて私が夜間救急外来に勤務していた時にこんなことがありました。

　救急隊から連絡を受けた際、救急隊に「意識レベルはどうですか？」と聞

いたところ、「刺激を与えなくても開眼しています」という返答だったので、1ケタか2ケタだろうと考えて待機していたのですが、いざ救急車が到着してみると、患者さんはショック状態で、大変な思いをしたことがあります。

「開眼している」のではなく、「閉眼できない」状態だったわけです。

救急で病院に連絡する時に「意識レベルはJCSでどのレベル？」と考えて時間を無駄にするよりは、とにかくすぐに連絡してください。

◉ JCS

Ⅰ群：目を開けている	
1	ぼんやりしている、はっきりしない
2	見当識障害あり（時、場所、人がわからない）
3	自分の名前や生年月日がわからない
Ⅱ群：刺激で目を開ける	
10	普通の声かけで目を開ける
20	大声や体をゆすると目を開ける
30	痛み刺激を与えてやっと目を開ける
Ⅲ群：痛み刺激でも目を開けない	
100	痛みに対して払いのけるような動作をする
200	痛みで手足を少しだけ動かしたり顔をしかめたりするだけ
300	痛みでも全く反応がない

心肺停止になった場合を考えておく

　見出しに「心肺停止」とありますが、正確には「心肺停止疑い」もしくは「聴診上呼吸音心音の聴取不可」といったほうが正しいですね。

　「心肺停止」の診断を下せるのは医師だけです。医師以外の人が勝手に診断すると医師法違反になりますので、くれぐれも注意してください。

　さて、介護施設内でこのような状態に遭遇した時、患者さんによって対応が異なってきます。

- 家族に医師からの詳しい説明は済んでいるか？
- 看取りは施設でやるのか？
- 心臓マッサージを行うか？
- 挿管をするか？

　この4つは最低限です。必ず、常に把握してください。必ずです。

　これは介護施設や主治医の考え方によって異なりますが、「必ず施設入居時に延命処置を行うかどうかを決定してください」という意味ではありません。全身状態は刻一刻と変化していきますし、家族の考え方も変化していきますので、その都度意思の確認をすることが大切です。
　看護・介護スタッフと本人・家族の意思は常に同じであるように努力してください。

　もし意思確認をしていない場合、患者さんを病院へ搬送すると医療チームは施行可能な救命・延命処置を全て行うことになります。
　体にはいくつも点滴が入り、心臓マッサージによって胸骨などは骨折し、

挿管（気管にチューブを挿入）されて、人工呼吸器で辛うじて延命できている……。

あなたはこのような状態になっても延命を望みますか？

望まない人がほとんどだと思います。しかし、意思の確認ができない場合は、医師は全ての処置をせざるを得ないのです。

さらに加えて、知っておいてほしいことがあります。人工呼吸器管理を開始しても回復の可能性がなく、家族は延命治療の中止を希望したとしましょう。もしこうなっても、人工呼吸器の電源を切ることはできません。日本では尊厳死は法律上認められませんので、一度、人工呼吸気器管理を開始すると、本人が回復しない限り人工呼吸器を止めることはできません。これは本人の身体的ダメージだけではなく、家族の精神的・経済的負担や医療資源に対する負担もかなりのものです。

状況にもよりますが、事前に最期の迎え方について考えておくことは非常に大切なことだと思います。

「人生の最終段階における医療・ケアの決定プロセスに関するガイドライン」が2018年3月に公表されました。これは、本人が意思決定指示書を用意したうえで最期をどのように迎えるかを決定できることを示したものです。

本人の意思が確認できない場合は家族を中心とした医療・ケアチームが判断します。家族の意思も難しい時には専門家を含めたチームが判断します。このガイドラインによって患者さんの最期を決定できるプロセスが明確になり、本人の意思を確認することなく、人工呼吸器を外すことも可能となりました。

2021年2月現在、このガイドラインに則って実際に人工呼吸器を外した例も耳にしました。しかし現状ではきちんと法律が整備されていないことが懸念されます（今後、法律や診療報酬は整備されていくと思われますが）。

　例えば、事前に本人が意思指示書を準備しており、本人が延命措置を希望しないことを妻だけが知っていたとします。本人が回復の見込みがない状態になり、いざ人工呼吸器を外したいと妻が言ったとしても、子どもら家族が本人の意思を知らなかったために、その場で話し合い、結局は普段同居していない子どもらの意見を優先させて人工呼吸を続けることもあります。また、医療者の判断で本人の意思通りに人工呼吸器を外したとしても、本人の意思を知らされていなかった家族から医療者が訴えられる可能性もあります。

　医師の立場からすれば、最も優先すべきは本人の意思です。その次が人生の最終段階において普段から関わっていた家族の意思です。しかし現実的には、医師は家族や親族から訴えられたくないので、家族や親族の中の声の大きい人の意見に傾いてしまうこともあります。例えば、めったに面会に来ない遠い親戚だが、細かいところまでしつこく感情的に言ってくる人などです。正直なところ、「これでいいのか……？」と思いながら仕事をしている医療者、介護者は非常に多いと思います。延命措置については、きちんとした手順を踏むことで民事・刑事両方の訴えが避けられるように法整備を急いでほしいと個人的には強く思っています。

　延命措置に関する意思は状況によって変わっていくので、本人、家族、医療チーム、ケアチームで何度も話し合っておく必要があります（実際は時間の問題もあり、非常に難しいのですが）。延命措置については、単に本人が意思を表示していれば良いというものではなく、家族をはじめとする関係者全員で共有しなければならないことを知っておきましょう。

心肺停止の時の対処法

ここで、心肺蘇生を施行する場合について復習をしましょう。

BLS（Basic Life Support：一次救命処置）やACLS（Advanced Cardiovascular Life Support：二次心肺蘇生法）の講習会に参加したことがある人もいると思いますが、これは2〜5年ごとに世界規模で手法の見直しが行われます。

2015年10月に改定があったので、それをもとに復習しましょう。

「心肺蘇生のABC」という言葉を聞いたことあると思います。

AはAirway（空気の通り道）、BはBreathing（呼吸）、CはCirculation（循環）またはChest Compression（胸部圧迫、心臓マッサージ）で、ABCの順番にチェックすると習った人もいると思いますが、現在ではこの考え方は古くなっています。

救命措置を行う人が、医療関係者か一般市民かによって方法は異なるのですが、まずは一般市民向けの方法をマスターしましょう。

倒れている人がいて、心肺停止を認めたら、AとBはすっ飛ばして、いきなりCの心臓マッサージを始めてください。

気道確保や呼吸の確認なんてやらなくていいです。

（注：これはあくまで一般市民向けの方法です。看護師はできて当然で、そのうえで医療従事者向けの方法をマスターしてください）

心臓マッサージの方法も改定されました。

回数：1分間に100〜120回

深さ：5〜6cm

　押す場所は乳首と乳首の真ん中の骨（胸骨）の上です。「押したらしっかりと胸を元にもどす」「中断は10秒以内」「胸にもたれかからない」「119番通報した時に指示を仰ぐ」ことが重要です。

　1分間に100回という速さは「アンパンマンのマーチ」、「地上の星」、「夜空ノムコウ」のリズムとほぼ同じです。

　どれでもいいので、自分で体で覚えて、それより速いペースで行えるように覚えておきましょう。

　余談ですが、私が学生時代の頃、初めて心臓マッサージの時に「地上の星」を歌いながらCPR（CardioPulmonary Resuscitation：心肺蘇生法）を行ったんですが、その時の救急の先生に「声に出してんじゃねーよ！」と叱られました。いざ、やらなきゃいけない時に歌いながらやるのも、学生の時はアリだと思ったんですけどねえ……。

　さて、深さ5〜6cmについてですが、胸骨や肋骨が折れる深さ、もしくは、背骨に触れるくらいの深さという感覚を持っていてください。実際、骨折させないで心臓マッサージを行うことはほとんど不可能です。また、慣れていない人は少しずつ深さが足りなくなりますので、やるなら折るつもりで！折れても躊躇しないでくださいね。

　いったん蘇生術をやり始めたら、救急隊か医師が到着するまでは絶対にやめてはいけません。

　始める判断は自分で下すことができますが、やめる判断は医師以外には

許されません。救急隊もしくは医師が到着するまで絶対に続けてください。

　AEDを準備・装着する間も心臓マッサージはやり続けます。唯一、AEDが「解析中です、患者から離れてください」とか「電気ショックを行います。患者から離れてください」というアナウンスがあった時だけ休めます。

　AEDのショックが終わったら、ショックの結果を待たずに即座に心臓マッサージを再開します。

　いいですか？

　心肺蘇生を行っている間、その場に医師がいない時は一瞬でも患者さんから離れてはいけません。

　これは絶対です。

　もし動転して何をやればいいのかわからなくなっても、看護師は患者さんから離れないこと。
　看護師はそばにいるだけで患者さんを含め、その場にいる人間に力を与えてくれる、そんな存在なんです。そんな存在でいてください。

　もし、施設においてCPRが必要なシチュエーションになった場合、看護師以上に頼れる職種はありません。もしもの時のために勉強はしておきましょう。

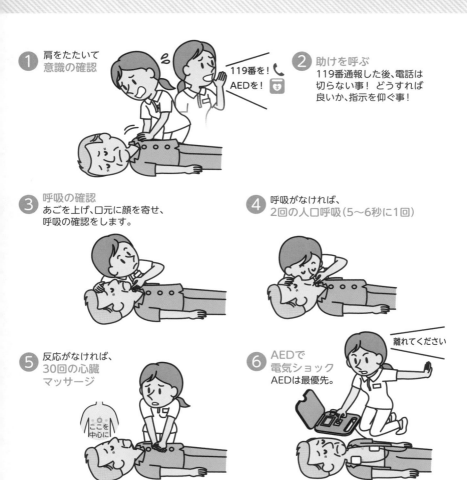

1 肩をたたいて意識の確認

2 助けを呼ぶ
119番通報した後、電話は切らない事！ どうすれば良いか、指示を仰ぐ事！

119番を！
AEDを！

3 呼吸の確認
あごを上げ、口元に顔を寄せ、呼吸の確認をします。

4 呼吸がなければ、2回の人口呼吸（5〜6秒に1回）

5 反応がなければ、30回の心臓マッサージ

ここを中心に

6 AEDで電気ショック
AEDは最優先。

離れてください

※一般の人は❸❹を省いて、心臓マッサージを行う

窒息の時の対処法

窒息は怖いです。

あっという間にPEA(Pulseless Electrical Activity：無脈性電気活動：心電図上は何らかの脈拍があるのに、触診では脈拍が触れていない状態)となって心静止(心臓が全く動いていない状態)に移行します。

PEA、心静止は電気ショックを行っても無駄なので、本当に怖いです。

本書では、高齢者の窒息に焦点を絞ります。

まず、何によって窒息を起こすのか知っておきましょう。

食　品	症例数
もち	168
パン	90
米飯(おにぎり含む)	89
魚介類	62
果実類	60
肉類	60
すし	41
菓子類 (アメ、団子、カップ入りゼリー、ゼリー以外)	40

食　品	症例数
アメ	28
団子	23
おかゆ	22
流動食	21
いも及びでん粉類 (こんにゃく、しらたき以外)	21
こんにゃく・しらたき	14
カップ入りゼリー	11
ゼリー	4

平成20年度 厚生労働科学特別研究事業「食品による窒息の要因分析」より

少し古いデータですが、多分大きな変化はないでしょう。

早い話が、どんな食べ物でも窒息する可能性があるということです。

　症例数が最も多い「もち」はもちろんのこと、「団子」や「ゼリー」ものどに詰まりやすいのは想像できるでしょう。しかし、「おかゆ」や「流動食」が意外と多いことに驚きませんか？　厚生労働省の統計では、平成18年以降は窒息死は交通事故死よりも多いんです。

　では「のどに詰まった！」という時には何をすべきでしょうか？

　「えーと、まずは血圧とサチュレーションを……」なんて考えてる場合ではありませんから。

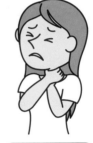

　多くの場合、人は窒息状態になると「チョークサイン」といって、両手で自分の首を絞めるようなしぐさをします。

　意識がある場合は咳き込めるかどうかが重要です。咳き込んでいるなら意識はあると判断して、後述の背部叩打法を行います。

チョークサイン

　意識がない場合や明らかにチアノーゼ（唇が紫色になる）症状が出ているなら詰まったものを取り除きます。

　意識がない場合は心肺蘇生法と同じで、心臓マッサージを行います。胸部の圧迫によって圧力が高まり詰まったものが取れることを期待して施行します。

　のどに詰まった異物を取り除く方法としては、腹部突き上げ法（ハイムリック法）や、背部叩打法が一般的で、皆さんもどこかで勉強したことがあると思います。

　医療関係者にはハイムリック法が推奨されていますが、腹部内臓損傷（肝臓、脾臓、腸管損傷など）のリスクが高く、またテクニックも必要な手技なので、自信がない人はやめましょう。

背部叩打法ですが、まずは前かがみ（または左側臥位）の体位とし、患者さんの背部の肩甲骨と肩甲骨の間を手のひらでたたきます。

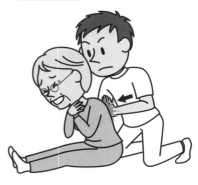

たたく方向は患者さんの前額部（おでこ）の方向へ（どんな体位でも前額部方向に）たたきます。ここで重要なのは、かなり強くたたく必要があることです。

はっきりいって、たたくよりも殴るといったイメージです。躊躇してはダメです。やる時は思い切り殴りましょう。

肩甲骨や鎖骨が骨折したとしても、脊椎が骨折して後遺症が残ったとしても、とにかく命を救うことが最優先です。

背部叩打法も腹部突き上げ法も原理は同じで、胸腔内の圧力を外部から強制的に高めて、その圧力によって詰まったものを吐き出させるわけです。

なお、背部叩打法を行う際ですが、もしかしたら中途半端なところに引っかかっていた場合、肺の奥まで落としてしまう可能性があるかもしれません。これも頭の片隅に置いておいてくださいね。

何度か繰り返しても詰まったものが出てこないなら、その頃には心臓も止まっているでしょうから、心臓マッサージに切り替えましょう。

イメージとしては、のどが詰まってから、5秒で体勢作り、背部叩打法（腹部突き上げ法）を2回（この施行と評価に10秒程度）。それでだめなら5秒で

心臓マッサージの体位にして、心臓マッサージ開始。のどが詰まってから、少なくとも30秒以内には心臓マッサージを開始しましょう。

　窒息の時の心臓マッサージの方法は、前述の「心肺停止の時の対処法」(P174)と全く同じです。

　この心臓マッサージは胸骨圧迫の意味もあり、そうすることで胸腔が圧迫されて胸腔内圧が上昇するので、詰まっていたものがスポンと取れるかもしれません。

　窒息した人を助ける時(意識の有無に関係なし)、絶対にやってはいけないのが、口の中を見ることです。

絶対に口に指を入れて詰まったものを
かき出そうとしてはいけません！

　心情としてやりたくなるのですが、窒息するほどのどの奥にはまったものは絶対に手で取れません。

　指を口の中に入れると、結果としてさらに詰まっているものを奥に押し込んでしまいます。

　詰まっているものが、明らかに簡単に取れる状態であれば、指を入れてもいいかもしれませんが、通常は絶対にやってはいけません！

　窒息したら、回復の有無にかかわらず、救急車で病院へ搬送になりますので、初期対応は重要です。救急隊へも、指を口に入れてないことを伝えてください。指を口に入れたか、入れてないかによって、病院到着後の処置にも違いが出てきますので。

失神、めまいの時の対処法

　失神とめまいの違いを判別するのは医師でも困難です。失神しそうになったにもかかわらず「ちょっとめまいがして」「貧血ぎみで」という患者さんはたくさんいます。根本的な考え方は同じですので、ざっくりと、どちらも似たようなものと覚えてしまっても構いません。

　失神とは「一過性の意識消失発作の結果、姿勢が保持できなくなり、かつ自然に、また完全に意識の回復がみられること」と定義されています。

　基本的な病態生理は「脳全体または一部の血液循環の低下」です。
　簡単にいうと、脳に一時的に血液が流れなくなった状態です。
　場合によっては、前駆症状（浮動感、悪心、発汗、視力障害など）を伴うこともあります。
　また、回復後に逆行性健忘（ある地点から過去、昔の記憶がなくなってしまう症状）を認めることもあります。

　失神の原因は多岐にわたりますが、ここでは看護師・介護スタッフとして最低限知っておくべき知識を説明します。次の3つを理解しましょう。がんばって覚えてください。

▌(1) 心臓が原因の失神

　この代表的な症状は、不整脈と血圧低下です。
　不整脈が原因で、心臓が体中に十分な血液を送ることができず、脳への血流が低下します。

　このパターンでは、バイタルチェックが重要です。直接脈を触診すれば、

脈に不整があるかどうか、1分間で何回くらい脈が飛ぶかはわかるはずです。

　血圧も重要です。
　収縮期血圧（上）が基準値以下であれば、血液が脳に十分送られていないということであり、拡張期血圧（下）が基準値以下であれば、血液が心臓の冠動脈に十分送られていないということになります。

　起立性低血圧（急に立ち上がった時に起こる立ちくらみ、めまいなど）も、立ち上がった瞬間に脳に十分な血液が届かずに起こるものなので、このパターンに入るでしょう。

▐ (2) 神経が原因の失神

　この代表的な疾患は、てんかん発作、TIA（Transient Ischemic Attack：一過性脳虚血発作）、血管迷走神経性失神（神経調節性失神）、状況失神（排便後、排尿後、咳嗽後の失神など）などです。

　朝の朝礼で倒れるかよわい女の子をイメージしてください。
　立位で血圧を維持するための神経反射が破綻して突然低血圧になるんです。意識を失った患者さんが転倒した際、仰臥位となると、心臓に戻る血液が多くなり、血圧が上昇して意識が回復します。

● TIA（一過性脳虚血発作）
　ここで、失神の原因の1つである「TIA」についてちょっと掘り下げてみましょう。

　脳疾患について詳しく勉強した人は、TIAと聞くと「24時間以内に回復するもの」と覚えていると思います。

　実は2009年以降、「TIAは、急性脳梗塞を伴わない、局所的な脳、脊髄、または網膜の虚血によって生じる神経機能障害の一過性エピソード」という定義が一般的となっています。

　つまり「24時間以内」という部分に固執せず、数分で回復しても、数日で回復してもTIAということです。

　例えば、てんかん発作を頻繁に起こす患者さんが、普段の発作とは異なる様子の発作を起こし、数分で回復したとしましょう。この患者さんには医師から「てんかん発作なら経過観察」と指示が出ていました。

　さて、看護師・介護スタッフとしてはどう判断して行動しますか？

　多くの人は「いつものてんかん発作だろう。すぐもとに戻ったし、あとで報告すればいい」と判断されると思います。

　はたして、TIAの新しい定義に倣ってもこの判断は正しいですか？
本当にてんかん発作ですか？
脳虚血に伴う症状ではないと判断する根拠はありますか？

　TIAの新しい定義では「TIA発作が起きたら初期検査と初期治療を行うことが望ましい」という方針になったんですね。

　つまり「一瞬気を失ったけど、すぐにもとに戻ったから、検査とかはしないで経過観察にしよう」という考えはNGということです。

　明らかに最期が近い患者さんで、心肺蘇生を行わず自然死を迎える方針となっていても、家族に終末期の説明と同意が行われていない場合は、必ず医師に検査するかどうか相談してください。判断は医師に任せましょう。

　ところで、心疾患には次のような疾患概念があります。

　「不安定狭心症」→「ACS：急性心筋梗塞」

　この疾患の一連の連続性を、ACS（Acute Coronary Syndrome：急性冠症候群）と総称して考えます。

　不安定狭心症と聞くと、やばそうだから循環器内科に受診させたくなるでしょう？

　不安定狭心症は心臓の虚血に関わりがあり、TIAは脳の虚血と関わりがあると思ってください。どちらも怖いでしょ。

　TIA（一過性脳虚血発作）
　→ACVS（Acute Cerebrovascular Syndrome：急性脳血管症候群）

　この一連の流れの中で治療を行う概念です。

　TIAは早期に治療を開始することで、その先の脳梗塞への進展を防ぐという考え方です。

　「急性心筋梗塞」と「急性虚血性脳卒中＝急性脳梗塞」については、病院へ行かないという判断をする人はいないと思うので割愛します。

　脳梗塞の治療は早急に抗血小板薬の内服を開始することが推奨されております。脳梗塞のゴールデンタイムは6時間です（詳しくはP202参照）。

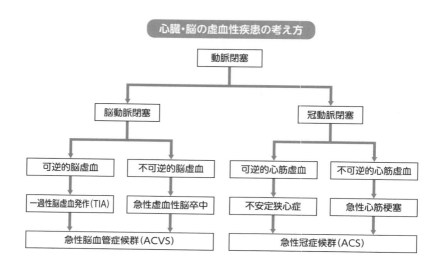

心臓・脳の虚血性疾患の考え方

失神には前述したように（1）心臓が原因、（2）脳・神経が原因、（3）心臓、脳、神経以外が原因の3つがあり、検査にあたっては（1）から（3）の全てを調べなければならないので、心電図の他に心・頸部エコーや頭部CT（MRI）も必要となり、設備の整った病院へ行く必要があります。

受診時には発作後の継時的なバイタルがわかると非常に有難いので、医師から指示がなくとも可能な限りバイタルチェックをしてください。

失神した場合は、余程の理由がない限りは受診するようにしましょう。

▌（3）心臓、脳、神経以外が原因の失神

心臓、脳、神経以外の失神の原因は主に心因性、低血糖などです。

失神が起こると人間は必ず転倒します。絶対に転倒します！

　しかし、心因性による失神では、頭部（特に顔面）に外傷がないことが多いんです。

　無意識にかばってしまうんでしょうね。意識があるのに転倒して頭部をかばわないのは江頭2：50くらいでしょう。

　失神に限ったことではありませんが、転倒などの際には、頭部の打撲がないかどうかは必ず目と手で確認してくださいね。

　低血糖による失神については、当然、糖尿病の患者さんを念頭に置いておかなければいけません。

　もし低血糖の状態が長く続くと脳は不可逆的（もとに戻らない）なダメージを負います。

　ところで、低血糖状態がどれくらい続くとヤバいかわかりますか？

　一般的には4〜5時間ともいわれています。

　寝入る時は何ともなくても、7時間後の朝にはすでに……、なんてこともありえるわけです。

　高血糖よりも低血糖のほうが死の危険性が高いと覚えておきましょう。

　例えば、血糖コントロールが良好な糖尿病患者AさんはBS（Blood Sugar：血糖値）35、血糖コントロールが不良な糖尿病患者BさんはBS300、はたしてどちらが危ないと思いますか？

　Aさんのほうですね。低血糖は危ないという意識を持ちましょう。

低血糖時の対応

低血糖時の対応について確認しておきましょう。

低血糖の治療は、糖（ブドウ糖）の投与のみです。

経口摂取できない患者さんの場合は、50%ブドウ糖液20〜40mlを静脈注射します。

では、経管栄養の患者さんや経口摂取可能な患者さんには、どんな対処が良いと思いますか？

砂糖を投与する。

これではダメなんです。わかりますか？

砂糖ではなく、ブドウ糖を内服させなければダメです。

「砂糖とブドウ糖は同じでしょ」と思っていた医療関係者は猛省を要します。

基本となる生理学を、ざっくりと復習しておきましょう。
人間に必要な栄養素について、中学校の理科と保健体育で習ったと思います。

三大栄養素＝「蛋白質」「糖質（炭水化物）」「脂質」
五大栄養素＝「蛋白質」「糖質」「脂質」「ビタミン」「ミネラル」

この中の「蛋白質」と「糖質」に「ブドウ糖」が含まれます。

糖質は細かく分類すると単糖類、二糖類、多糖類と分けることができて、ブドウ糖は最も単純な構造の単糖類に入ります。二糖類と多糖類は、簡単にいうと、メインのブドウ糖にいろんな付属品がついたものです。

蛋白質は、大きい他の構造にブドウ糖がくっついている感じです。

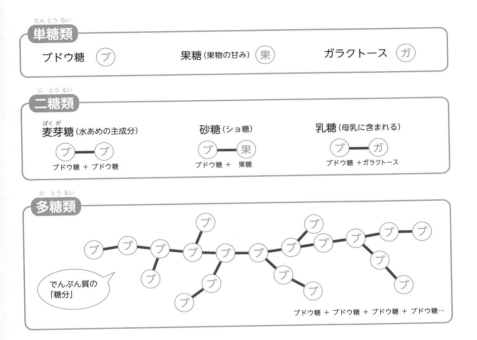

「でんぷん」は聞いたことありますよね？

小学校の時に、じゃがいもにヨウ素溶液を垂らすと赤紫色に変化するという実験をやったと思います。ヨウ素でんぷん反応（懐かしいですね）。

でんぷんは炭水化物（＝糖質）のことです。

でんぷんを食べると、まずは口腔内で唾液と混ざります。

ここで、でんぷんはデキストリンとマルトースという多糖類に分解されます。ここでは砂糖（ショ糖）は分解されません。

食道を通過して、胃に入ります。

ここでも糖質はほとんど分解されません。

胃ではペプシンという酵素の働きで蛋白質が分解されます。

胃を出ると十二指腸です。

ここではトリプシンなどの酵素で蛋白質が、リパーゼなどの酵素で脂質が分解されます。

十二指腸を通過して小腸へ。

ここまできてようやく、マルターゼやスクラーゼの酵素により、砂糖は単糖類であるブドウ糖や果糖に分解され、小腸上皮細胞から吸収されます。

もし、砂糖で血糖値を上げようとすると、単糖類になるまで分解しないといけないんです。

食べ物は嚥下してから胃までは数秒。

3〜6時間かけて胃を通過して、小腸でも通過に3〜6時間かかります（嚥下から肛門からの排泄までは24〜72時間かかります）。

低血糖は時間との勝負（4〜5時間）です。

これほど吸収に時間がかかる砂糖を投与しても大丈夫だと思いますか？

ブドウ糖であれば、分解する必要がないので、速やかに血糖が上昇します。吸収されやすいブドウ糖でなければダメなんです。

ちなみに果糖でもだめですからね？　ブドウ糖で対応しましょう。

コーラなどのジュースに含まれている糖分には果糖が多いので（ぶどう糖も含まれていますが）、低血糖時に飲ませるものとしては理想的とはいえません。

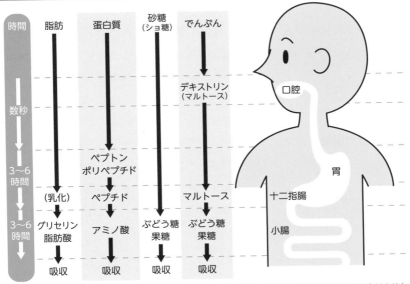

でんぷん、砂糖等の消化・吸収

※わかりやすくするために酵素名は入れてありません。

　さらに理解を深めるために、薬の話もしておきます。

　また「ボグリボース」、「ミグリトール」といった薬を聞いたことがあると思います。

　これらは糖尿病の内服薬です。α-グルコシダーゼ阻害薬（αGI）という種類の薬です。この薬は糖質を単糖類まで分解するのを遅らせる働きがあります。
　この種の糖尿病薬を服用していると、砂糖の分解・吸収が遅くなるので、なかなか血糖が上がりません。
　自宅や施設にブドウ糖が常備されているか確認しておきましょう。薬剤師が持ってきてくれているものなら、間違いなくブドウ糖のはずです。

　そもそも、糖尿病の治療は血糖値を下げようとするものなので、治療中

の患者さんは皆、低血糖になる可能性があります。

　低血糖が疑われた場合でも、無理に甘いものを口に入れるのは誤嚥の恐れがあってできなかったり、意識がなくて飲ませられなかったりすることもあります。また、注射や点滴などの医療行為は誰でもできるものではありません。このような場合はどうすればいいのでしょうか？

　2020年に「バクスミー」という低血糖に対して使用できる点鼻薬（処方薬）が発売されました。鼻にシュッシュするだけなので、医療関係者でなくてもどんな時でも簡単に使用できる非常に便利な薬です。糖尿病治療中の患者さんは、万が一の時のために自分や家族の誰かがこの薬をすぐ使用できるようにしておくといいと思います。主治医に相談してみるといいでしょう。

📖 死亡率100%

「死亡率100%の状態とは？」と聞かれたら、何を思い浮かべますか？

これは私が実際に、とある試験の口頭試問で出題された問題です。

最恐最悪レベルのウイルス感染症といわれているエボラ出血熱も、死亡率は約90%であり、100%ではありません。

さて何が思いつきますか？　答えは3つあります。

1つ目は「老衰」。

あたりまえですよね。まれに、病院に入院していれば死なない、治療をすれば何でも治ると思い込んでいる御仁も見受けられますが……。

2つ目は「低酸素」。

これもあたりまえです。酸素がない状態では人間なら生きていけません。

3つ目、ここに「低血糖」があります。

低血糖が不可逆的な経過をたどった場合、死亡率は100%なんです。
低血糖のおそろしさ、わかりました？

　しかし、日常の観察によって、死亡率100%の状況を回避できるんです。皆さん、がんばりましょう！
　「え？　低血圧や出血多量だって不可逆的なところまでいったら死亡率100%でしょ！」と思った人もいることでしょう。確かに後戻りできないくらい病状が悪化すれば、ほとんどの病気や症状が死亡率100%になってしまいますが、医師以外の観察が非常に重要という条件下での問題だと理解しておきましょう。

転倒時の対応

高齢者は若年者よりも些細なことで骨折しますが、原因の多くは「転倒」です。転倒には様々な原因がありますが、その原因は2つに大別できます。

(1)外的要因(防ぐことができる転倒)：室内の段差、障害物など
(2)内的要因(防ぐことができない転倒)：病気、老化など

(1)については、あらためて説明する必要はないと思います。室内のバリアフリー化、整理整頓、清掃などできちんと対応しましょう。

(2)については、少し勉強をしましょう。
転倒の内的要因には、老化による身体機能の低下(足腰が弱くなる)、心血管系や神経系の疾患(心不全や脳梗塞など)、薬剤による影響、心理的影響などがあります。

具体的な病態でいうと、不整脈、心不全、肝不全、便秘、脳梗塞、脳出血、てんかん発作、認知症、不眠症、うつ状態、脱水状態、睡眠導入剤や抗不安薬の内服などなど、挙げ始めたら切りがありません。要するに、医師以外にはわからないということです。

薬剤による要因については、睡眠導入剤、抗不安薬、抗てんかん薬など精神科、心療内科、神経内科で処方される薬剤には注意しなければならないことは容易に想像できると思います。一方で、意外と見落としがちなのが、風邪薬と抗アレルギー薬です。
鼻水や痒みを抑える薬剤には抗ヒスタミン作用を利用するものがあり、これには眠くなるという副作用があるんです。市販されている睡眠導入剤は、この抗ヒスタミン作用を利用したものなんです。総合感冒薬にもこの抗ヒスタミン作用があるものがあります。

　眠くなる、ボーっとしやすいなどの副作用には注意が必要です。薬剤の副作用については医師か薬剤師に詳しく聞くようにしましょう。すでに服用している薬剤についても医師や薬剤師に気兼ねなく聞いてください。重要なことですから。

　なぜ、転倒に注意しなくてはいけないかというと、転倒によって引き起こされる病状は死に至る可能性が高いからです。

転倒→打撲、骨折、動脈出血、静脈出血
　　　→麻痺、自信喪失
　　　→ADL(Activities of Daily Living：日常生活動作)低下

この一連の流れに乗せないように！

　特に骨折は、折れた場所によっては動脈損傷の危険があり、その場合は緊急手術以外の救命手段はありません。

　静脈出血ならば、自然に血が止まることが多いのですが、血液をサラサラにする薬(抗凝固薬、抗血小板薬など)を飲んでいる場合は、血が止まりにくくなっているので、死亡する危険性が高くなります。
　脳出血の場合も血が止まりにくいので、死に直結します。

　胸椎や腰椎などを骨折した場合、脊髄にダメージが及ぶと、麻痺などが出現します。

　では、シミュレーションをしてみましょう。
　転倒している人がいて、大腿部と腰を激しく打った様子です。

　あなたならどうしますか？

　多くの場合、すぐに椅子に座らせたり、ベッドに寝かせたりするでしょう。

　しかし、その動作の衝撃で、大腿部の動脈を損傷したり、脊髄を損傷したりすると、どうなると思いますか？

　その後、急変することは容易に想像できると思います。

　若年者の場合、どのように転倒したかによってある程度は受傷箇所を予想することができますが、高齢者の場合は、想像できない場所が折れていたりするので、医師以外の人は絶対に受傷箇所の判断をしないでください。

　安易に「大丈夫そうだ」と判断して、転倒した人を動かすと、時に深刻な状況に陥るということを肝に銘じておいてください。

　頭の中の出血は、数時間後に症状が出現することもあれば、3カ月たってから症状が出てくることもあります。

　「転倒したけど何ともないから報告しなかった」なんてことがあると、助かる命をみすみす逃してしまうことにもなりかねません。

　そして、繰り返しになりますが、血液をサラサラにする薬を内服している人には特に注意をしてください。

転倒時の対応とチェックポイント

　施設内で転倒者を発見した時には、まず誰かを呼んで複数人で対応しましょう。その際、施設長や看護師に報告・相談をしてください。

その時に、どのようなことに気をつけて報告・相談をするのか、具体的に勉強していきましょう。

(1) 意識の確認

まずは声をかける。無理に体をゆすったりしないように！

普段と比べて、しゃべり方はどうか？

● 普段通り。

● いつもより聞こえにくい。

目を開けるかどうか？

● 声をかけなくても目を開ける。

● 声をかければ目を開く。

● 全く目を開けてくれない。この場合は緊急事態の可能性あり。

(2) 局所症状の確認

ぶつけた場所を実際に目で見て確認します。

1か所だけとは限らないので注意して観察しましょう。頭部打撲の場合は、症状がなくても必ず医師へ連絡するようにしてください。

痛みはあるか？

● 安静時でも痛い。

● 他人が動かそうとすると痛い。

● 自分で動こうとすると痛い。

いずれにしろ、痛みがある場合、基本的には要安静です。

腫れているか？　赤くなっているか？　熱を持っているか？

● 転倒直後から腫れてきた。

● ○○分後くらいに腫れてきた。

● 腫れもなく、赤くもなっていない、など。

10〜15分以内に腫れてきた場合には骨折の可能性があります。

（3）全身症状の確認

呼吸状態はどうか？

- 落ち着いている。
- 普段と異なる（痛そう、苦しそう、回数が多いなど）。

瞳孔はどうか？

- 左右の大きさは同じくらい。
- 左右で大きさが異なる。

左右差がある時は緊急事態の可能性があります。

けいれんなどは起きていないか？　震えたりしてないか？

けいれんには様々なパターンがあります。自信が持てない時は勝手に判断しないこと。

（4）定期的な確認

必ず定期的に観察を繰り返すこと。

前述の（1）〜（3）の症状は何分後に出現するかわかりません。

最低でも2時間ごとには確認してください。

観察の間隔がわからない時は医師へ相談してください。

一番怖い症状として、吐き気と嘔吐があります。このような症状を認めると、脳出血などが疑われるため緊急事態の可能性があります。

（5）処置

基本は、安静にして、痛めた場所を冷やすこと。

服用中の薬や基礎疾患によっては、冷やすことで持病を悪化させることもあります。基本的には医師の指示にしたがってください。

特に異常がなくても、職場の上司や医師には「異常なし」の連絡するようにしましょう。

ちなみに、高齢者の転倒で骨折しやすい部位は、足のつけ根（大腿骨頚部・転子部骨折）、肩（上腕骨近位端骨折）、手首（橈骨遠位端骨折）、腰（腰椎圧迫骨折）です。覚えておきましょう。

▎頭部打撲

転倒時の危険性は前述の通りですが、その中でも生命予後に関わるおそれの高い「頭部打撲」について学びましょう。

多くの施設では頭部打撲の際には病院へ受診する方針になっていると思います。

頭をぶつけたりして、頭部に外力が加わり、頭皮、頭蓋骨、頭蓋内にダメージを負うことを頭部外傷といいます。
頭部外傷には、皮下血腫（たんこぶ）、骨膜下血腫、挫創、骨折、頭蓋内出血（急性硬膜外、硬膜下、脳内）、脳挫傷などがあります。

CTなど画像検査で明らかな異常がなく、受傷時前後の記憶や意識がないのが脳震盪です。めまいやふらつき、頭痛などを伴うこともあります。受傷後、意識障害が6時間以上続くものには、びまん性軸索損傷というやつもあります。

詳しくは医師に任せて、ここでは現場で知っておくべき知識を押さえておきましょう。

199

（1）頭部外傷は時間との勝負

　頭部外傷の症状は通常6時間以内にあらわれます。しかし、高齢者の場合はまれに亜急性硬膜下血腫という2〜3日たってから発症するものがあるので頭に入れておいてください。

　ダメージが重度の場合、だいたい数十分以内に症状があらわれます。

　頭蓋内に損傷があった場合の「ゴールデンタイム」（ダメージを最小限に抑え、回復が見込める時間）は6時間といわれています。ゴールデンタイムを過ぎてしまうと受診しても手遅れの場合がありますので、時間には注意してください（詳しくはP201参照）。

（2）吐いたらヤバい

　頭部を打撲してから、6時間以内に嘔吐するようなら、頭の中に出血などがある可能性があります。

　頭蓋内に出血などがあると、頭蓋内の圧力が上がり、脳が脊髄へ逃げる（脳は頭蓋骨で被われており、頭蓋骨に塞がれていない方向に脳が押し出されてしまう）ので、脊髄方向に圧がかかります。この圧力が脳幹部の嘔吐中枢を刺激して、吐いてしまうのです。いわゆる、脳ヘルニアの状態です。

　頭部を打撲したあとに、吐いたら、かなり危険な状態と考えてください。

（3）数カ月後でもヤバい

　高齢者は、受傷から3週間以上経過して慢性硬膜下血腫を発症することがあります。中には、2〜5カ月経過してから発症する高齢者もいます。

　風邪も引いていないのに頭が痛い、午前中に吐き気がする、手足がしびれる、箸を落としやすくなった、つまずきやすくなった、認知症の症状が急にあらわれたり、急に進行した、といった症状が見られるようになったら、慢性硬膜下血腫を疑いましょう。

　老化現象と間違えやすいのですが「数カ月前（数週間前）に頭を打っている」ということを念頭に置いて、注意深く観察してください。

ゴールデンタイム

　前述の「頭部打撲」(P199)の中で「ゴールデンタイム」という言葉が出てきましたが、ゴールデンタイムとは患部のダメージを最小限に抑え、回復が見込める時間のことです。心筋梗塞や突発性難聴にも治療のゴールデンタイムがあります。

　心筋梗塞および脳梗塞のゴールデンタイムは6時間で、この時間以内に治療できれば生存率が高くなるといわれています。

　突発性難聴のゴールデンタイムは1週間で、この期間内に治療を開始しなければ、治癒の可能性は極めて低くなるといわれています。

　多くの疾患でゴールデンタイムがありますが、特に病院以外で看護・介護に携わる立場として絶対知っておきたいものを挙げておきます。

動脈閉塞

　動脈閉塞は非常に怖いです。動脈は臓器が正常に動くために絶対必要な血管で、動脈の流れが阻害されるとその先の臓器が死んでしまいます。この「流れが阻害される」状態を「梗塞」と言います。
　動脈閉塞によって心筋にダメージがあるなら心筋梗塞、腎臓なら腎梗塞といったようにどこの臓器にダメージがあったかにより呼び方が変わります。
　足などから血栓や脂肪や空気などが飛んできて、突然血管が詰まってしまうことを「塞栓」と言い、骨折などで脂肪組織が飛んでいった場合には「脂肪塞栓」と言うように、飛んでいった物質によって呼び方が変わります。
　塞栓によって血管の内側が詰まってしまうことは容易に想像できると思いますが、血管がねじれることによって血管の流れが止まってしまうこと

もあります。水風船をぶら下げてくるくる回すと、手元からねじれていって水が漏れないようにできますが、同様の現象が卵巣や精巣などでも起こり可能性があります。このねじれた状態を「捻転」といい、健康な人でも突然起こり得ます。

　病気がちな高齢者でも、元気いっぱいの子どもであっても、動脈の再開通は急がないと臓器は死んでしまいます。臓器を助けるためのタイムリミットは臓器によって異なりますが、動脈閉塞のゴールデンタイムの基本は6時間以内です。

　心臓の心筋梗塞のゴールデンタイムは6時間なので迅速な対応が求められます。6時間を過ぎても12時間以内なら治療して動脈を再開通させることで回復が見込めます。

　脳も血液循環の低下によってダメージを負いやすいため、脳梗塞のゴールデンタイムも6時間となっています。この他、網膜中心動脈閉塞症は100時間以内に治療開始の必要があるとされ、緑内障発作も超緊急での手術を含めた処置が必要になります。

　風邪やインフルエンザ、線維筋痛症など、経過を診ないと診断できない疾患もありますが、症状が急に出現する疾患に対しては、治療は早ければ早いほど良いのです。

　早く治療を行うためには、救急治療の本当の最前線とも言える家庭内において、慌てずに救急車を呼ぶ判断をできるように日頃から話し合っておくことです。

脳梗塞

　脳梗塞は発症後6時間以内であれば内科的治療が可能で、組織プラスミノーゲンアクチベーター(t-PA)を用いて血栓を溶かすことができます。
　発症後6時間以内を脳梗塞治療のゴールデンタイムといいます。

　突然の半身麻痺、言語障害、ふらつき、視野障害、感覚障害など（いわゆる脳卒中らしい症状）を認めた時、6時間以内に治療を開始すれば、予後に期待が持てる可能性があります。

　しかし、6時間という時間は現実的には非常に短いんです。

　例えば、2時間ごとにラウンドする施設で、異常を発見したとします。

　発見した時点で、脳梗塞発症から0時間〜2時間です。

　医師や施設長・家族にコールして、急いで救急車を呼びます。
　この時点で15分〜2時間15分。

　救急隊が到着し、搬送先の病院を探して、出発します。病院探しは非常に時間がかかります。
　この時点で45分〜2時間45分。

　緊急で急性脳梗塞を治療できる病院は非常に限られていますので、スムーズに病院に到着したと想定して、到着時には1時間〜3時間経過。

　救急室でバイタルチェック、採血を行い、画像検査に向かいます。
　この時点で1時間15分〜3時間15分。

　急いでCTを撮って、画像チェックが終わった時点で1時間30分〜3時間30分経過。MRIの場合は、2時間〜4時間経過するでしょう。

　そこから治療の準備、家族説明を行って、ようやく治療が始まります。

　そもそも、完璧に2時間ごとにラウンドできている施設はほどんどないと

思います。また、救急車を呼んでからスムーズに搬送されることはほとんどないでしょう。家族が到着するまでの時間も状況によって異なり、説明には15〜30分はかかります。全てが理想的に進んだとしても、ギリギリになります。

　つまり、脳梗塞発症直後に発見し、その後の対応もスムーズに進まないとゴールデンタイムに治療を開始することはできないんですね。

傷口の縫合

　傷口の縫合のゴールデンタイムは、受傷から6〜8時間以内で、この時間内であれば、安全に縫合できるといわれています。

　リスクの低い傷口ならば19時間以内をゴールデンタイムとする報告(Berk WA. et al; Ann Emerg Med. 1988; 17(5): 496-500.)もありますが、判断は医師に任せなければダメです。

　受傷してから6〜8時間以上経過すると、傷口が細菌に感染していると考え、縫合しません。

　通常、無菌状態であるはずの皮下部分が、外気に曝されることで、嫌気性菌(空気のない状態で増殖する菌)が創面に付着します。そして、嫌気性菌が付着したまま、傷口を縫合すると、密閉空間に嫌気性菌が存在することになり、菌が増殖してしまうんです。

　高齢者が車椅子や壁に腕などをぶつけて、皮がベロッとむけたという話を聞いたことはありませんか?

　例えば、夜勤帯にそのような現場に遭遇し「患部に大した痛みも出血もないようなので、皮膚をもとに戻して、あとで医師に診てもらおう」といった対処をした場合、6〜8時間なんてあっという間に過ぎてしまいます。もし縫合を要する傷だった場合、完治する機会を介護スタッフが奪っていることになります。

　未必の傷害罪に近い行為です。

　たとえ深夜であっても、医師に必ず確認を取ってください。医師への確認を怠って、患者さんに不利になる判断だけは避けましょう。

　「かすり傷と縫合が要する傷の見分け方は？」という質問がありますが、医師や看護師以外には判断は困難なことが多いです。

　傷口が深そう（皮下まで傷が達していそう）だったり、出血が多い時、皮がベロンとむけた時などは受診しましょう。

■ ゴールデンアワー

　救急では「ゴールデンタイム」とは別に、「ゴールデンアワー」という考え方があります。

　例えば重度の外傷の場合、1時間以内に決定的治療（手術など）を開始できるかどうかで生死が分かれるため、最初の1時間が極めて重要になるという考え方です。それゆえ、欧米では、救急隊が可能な限り早く医療処置を行うために、現場までの到着時間を非常に重視します。この到着時間を「レスポンスタイム」と呼びます（日本では救急隊員が医業を行うことはできませんので、病院収容時間を重視します）。先進諸国各国では8〜15分以内に医療提供を開始することを目標にしているようです。事故・災害の程度や現場の状況にもよりますが、早急に現場に到着し、5〜10分以内に現場から患者を搬出すること目標としているそうです。ちなみに、最初の10分は最

も重要で「プラチナタイム」と言われているそうです。根拠を否定する論文もありますが、要するに急ぐに越したことはないってことです。

　家庭や介護施設では、急いだほうが良いのかどうか判断できない場合もあると思いますが、病院の診療時間内であれば、まずは医師に連絡してください。診療時間外であったり、救急車を呼ぶべきかどうか迷った時には、専門家からアドバイスを受けることができる相談窓口を利用しましょう（利用できない地域もあります）。

　例えば東京都では「#7119」に電話すれば、東京消防庁救急相談センターに繋がり、24時間365日無料で相談することができます。主治医や市区町村の役場などに問い合わせれば相談窓口を教えてくれると思います（#7119の実施地域は全国17地域※2020年10月時点）。

　脳梗塞治療のゴールデンタイムは6時間だと前述しました。これは組織プラスミノーゲン活性化因子（t-PA）静注療法を理想的に施行する時間ですが、2018年2月に血栓回収療法を追加したほうが治療成績が良いことが発表されました。アメリカの心臓学会と脳卒中学会はガイドラインを改正し、脳梗塞発症後6〜24時間でも血栓回収療法は妥当という方針になりました。それまでは4.5時間だったゴールデンタイムが6時間に変更されました。今後も研究が進み新しいことがわかってくるにつれて基準も変わっていきます。最新の情報を専門医や主治医に聞くようにしましょう。

救急車を呼ぶ時の作法について

　多くの施設では、看護師を不在にすることはできないため、介護スタッフや事務スタッフが救急車に同乗することが多いと思います。いざという時に、焦らないよう、心と知識の準備をしておきましょう。

　ご存知だと思いますが、救急車を呼ぶ電話番号は「119番」です。
　必要だと思ったら、どんな立場の人でも、どんな職種の人でも、仕事中でも、すぐに119番に通報してください。医師や上司の指示を仰いでいる時間はありません。
　まず、通話が始まると、
　「火事ですか？　救急ですか？」と聞かれますので、
　「救急です」と答えてください。

　それから順次、以下のようなことを聞かれますので、落ち着いて答えていきましょう。
　「住所」「患者氏名」、「年齢」、「性別」、「症状（例：胸を苦しがっている）」など。
　介護施設などからの救急要請の際には「施設名」、「施設の電話番号」、「施設の住所」も重要です。当然、これを正確に伝えないと、救急車が到着できません。できれば、施設へのわかりやすい道順も確認しておきましょう。

　消防庁のHPにある「救急車利用マニュアル」も参照してください。具体的にどんな時に救急車を呼ぶべきかわかりやすく書いてあります。

　救急隊が到着するとバイタルチェックを始めます。それと同時に救急隊長からいくつか質問をされると思います。例えば、次のようなやりとりです。

隊長「患者さんのかかりつけの病院と主治医の名前を教えてください」
施設スタッフ「○○病院の○○先生が主治医です」

隊長「主治医からの診療情報提供書(紹介状)はありますか?」
　診療情報提供書はその場で手渡すか、搬送先の病院へFAX(郵送)する場合もあります。
　予め診療情報提供書の「現病歴」の部分をコピーしておくと、それを手渡すだけで済みます。

隊長「患者さんの治療中の疾患と既往歴を教えてください」
施設スタッフ「高血圧と心不全の治療中で、脳梗塞の既往があります」

隊長「患者さんの状態と経過は?」
施設スタッフ「18時の夕食直後から急な腹痛を訴えています」
　もし、事前にバイタルがチェックできていれば、バイタルと意識レベルの変化や嘔吐の有無も伝えてください。
　それと同時に最後の食事の時間と食事量、その日の水分摂取量、最終排便がいつか、などがわかると非常に有用な情報となります。

隊長「患者さんの入院歴を教えてください(入院した時期と病院)」
施設スタッフ「昨年、○○病院に入院していました」

隊長「延命処置を希望されていますか?」
施設スタッフ「主治医と本人・家族が相談して、蘇生処置や延命治療は望んでいません。書面で残してあります」
　延命措置に関しては、主治医と本人・家族が相談していて、かつ書面に残しておくことが望ましいです。

隊長「家族とは連絡が取れていますか?」

施設スタッフ「家族に連絡がついて、すぐに病院へ駆けつけることになっ
　　　　　　ています」

　この程度の情報は最低限揃えておきましょう（情報が揃ってなくても、
119番通報は躊躇しないでください）。

　地域による差もありますが、家族に連絡がつかず、治療方針も決定して
いない患者さんの場合、搬送先がなかなか決まらないことがあります。

　「救急車を呼べば何とかしてくれる」という受け身の姿勢ではなく、万が
一に備えて、看護・介護側で準備すべきことを確認しておきましょう。

　さて、救急隊に伝えるべきことを全て伝え終えたら、いよいよ救急車の
中へ、ストレッチャーで運びます。

　家族は搬送先の病院へ直接向かうケースが多いと思いますので、施設ス
タッフが救急車の同乗することを求められます。
　多くの施設ではマンパワーが不足ぎみだと思いますが、是非同乗してく
ださい。
　同乗する際の持ち物も確認しておきましょう。

- 保険証、診察券
- 患者さんの薬とお薬手帳
- 携帯電話（施設用でも個人用でも、あると便利です）
- メモと筆記用具
- お金（飲食代や帰りの交通費、一部受診料の支払い）
- 患者さんの靴（意外と忘れがちです）

その他、現場では次のようなことが起こりえます。

救急車は患者さんを乗せてから搬送先を探すことになるので、なかなか出発しないこともあります。イライラしないようにしましょう。

救急車は搬送先の病院が決定するまでは動かすことができません。
もし、救急車の駐車位置を変えてもらいたいなら、患者さんを乗せる前に動かしてもらいましょう。

搬送先の病院に到着したら、医師に自分の立場を伝え、聞かれたことに答えていきます。わからないことは正直にわからないと答えて構いません。

あと、予備知識として、施設スタッフに是非知っていてほしいのですが、病院の医師や看護師は、特定施設やサ高住など、介護施設の種類の違いを正確に把握している人は少ないと思っていてください（私も訪問診療に関わる前は知りませんでした）。
したがって、施設の体制（看護師がいる時間帯）や、入居条件（胃瘻の可否や、在宅酸素の使用の可否など）を必ず病院側に伝えてください。

また、これはかなり重要ですが、施設によっては、入院期間によって、再度施設に戻れるか、退所になるか対応が異なってきます。どのくらいの期間なら再度施設に戻れるのか、もしくは退所手続きとなるのかを病院側に知らせてください。これは通常の外来受診にもいえることです。

施設に看護師が常駐しているか、いないかで、患者さんを入院させる、させないの判断が変わることもあり得ます。
施設に看護師がいないのに、病院側が「あそこの施設には看護師がいるはずだ」と勘違いして入院をさせないと、施設にとっても患者さんにとっても不幸な結末を迎えますので。

ドクターコールはどんな時にすればいい？

　特に夜勤に携わる介護スタッフからの質問が多いので、まとめてみます。

　あくまでも個人的な私見なので、参考にしたうえで、いざという時のために、予め主治医に相談しておくといいと思います。

　心配な時には医師へ問い合わせることが基本です。訪問診療を利用している場合は、医師への問い合わせを躊躇しないでください。24時間いつでも構いません。「深夜だから医師に連絡しない」などということはあってはならないことです。

- 血圧（上）が60以下の時、普段よりも急に60以上下がった時
- 脈拍が150以上の時、50以下の時
- サチュレーションが90以下の状態が続く時
- 呼吸が1分間に20回以上の状態が続く時（ハアハア状態）
- 転倒して頭をぶつけた可能性がある時、実際にぶつけた時
- 嘔吐が治まらない時
- 血をサラサラにする薬を飲んでいる人が転倒した時（頭をぶつけていなくても）
- 皮がむけるようなケガをした時
- 急に四肢の動きが悪くなった時
- 明らかに普段と違う症状が出現した時
- このまま急変したら後悔すると確信する時

　特に、月に1〜2回の定期的な在宅訪問診療を利用している家族の方は、主治医への電話を躊躇する必要はありません。どんどん電話してください。支払っている医療費には電話相談費も含まれていると考えていいです。訪問診療医や訪問看護師は、家族の心配事が減るように、夜間の対応が少しでも減るように日々医療・介護に努めています。本当に患者さんと家族の

ことを考えています。だからこそ、医師や看護師を頼っていいのです。

　もちろん、これ以外にも医師への連絡が必要なケースはたくさんありますが、この11項目は介護スタッフが医師の判断を仰がずに、独自の判断で様子を見てしまうことが多いので、注意しておくといいと思います。

　異常が明らかで「早く病院に連れて行かなければ！」といったわかりやすいケースより、判断に迷う微妙なケースが重要なんです（猛烈な胸痛や腹痛などならば、躊躇せず病院に連絡するでしょうから）。

　さらにこんなケースも覚えておきましょう。

- 3日以上、もしくは5〜6日間排便がない時（普段は1日置きに排便しているのに、4日間出ていない時など）。
- 3日以上、水様便が続いている時
- 24時間食事・水分を摂取していない時

　これらのケースでは、夜間に緊急連絡する必要はないと思いますが、翌日朝のうちに主治医に相談してください。

　患者さんの疾患などにもよりますが、主治医は予定を前倒しして診察したり、診察前に点滴や処置の準備をしなければならないこともあるので、早めに主治医へ連絡したほうが良いです。

　「ドクターコール？　それとも119番通報？」
　これはいろんなところで質問されます。

　まず、訪問診療を利用している場合には、どんな些細なことでもドクターコールをすることが基本です。

　「急変する可能性が高く、医師から家族に十分な説明があり、かつ、家族がそのまま最期を迎えることを望んでいる」

　この条件を確実に満たしているなら、まずはドクターコール。

　そうでない場合は、ドクターコールを飛ばして、119番に通報したほうが良いかもしれません。

　医師以外の人間が患者さんの状態を判断することはできません。あとから「ああすればよかった」と後悔するくらいなら119番に通報しましょう。

📖 訪問診療

　訪問診療とは、外来受診ができなくなった患者さんのところに主治医が月1〜2回定期的に訪問し、診療、治療、薬の処方などを提供し、全身管理を行うことです。全身管理とは、血圧などの体調変化、日常生活に関わるすべてを把握して適切に指導・治療し、急な変化にも対応することです。

　訪問診療と往診を混同している人も多いですが、往診は患者さんに急に診察が必要になった時に訪問し、診療することです。訪問診療は定期的、往診は不定期（応急的）です。

　訪問診療の場合、在宅医学総合管理料が加算されることが多く、普通に病院に受診するよりもお金がかかることが多いです。在宅医学総合管理料には24時間365日電話での相談と緊急時に往診してもらう安心料も含まれています。患者さんの全身管理、緊急時の往診など医師が対処しなければいけないことが多いので、それ相当のお金がかかるのです。

　訪問診療を利用しながら、他の病院を受診される患者さんがいます。私のクリニックにも、他の病院で訪問診療を受けながら、毎月、私のクリニックに循環器・呼吸器系の診察と処方を求めて来院される患者さんがいました。

　ある時、その患者さんに話を聞いたところ、訪問診療を行っているのは整形外科で、月2回の自宅訪問で、診療内容は膝の痛みに対して注射、降圧薬の処方ということでした。患者さんの説明だけでは不明な点が多かったので、私から先方の整形外科に電話で問い合わせました。すると「患者の個人情報

は言えないし、うちは整形外科なので、内科の診察はそちらですればいいだろう」という驚くべき対応でした。あらためて、書面でも問い合わせたのですが同じような対応でした。このような場合、余分な検査が必要になり患者さんの負担が大きくなったり、処方薬が良くない飲み合わせになったりするので非常に危険なのです。

　別のケースもあります。ある内科クリニックの訪問診療を受けている患者さんが、処方された風邪薬を飲んでも良くならないので、私のクリニックに歩いて来院されました。患者さんの話によると、「かかりつけの内科クリニックに電話したが、今、先生は他の患者さんのところに訪問診療中で、すぐに往診はできず、話も聞けないので、近くの病院に受診するように」と言われたとのこと。お薬手帳を確認すると、風邪薬の処方日は3カ月前で、38度以上の発熱がある際に内服するように書かれていました。つまり、その訪問診療の医師は診察もせずに予測した処方を出していたわけです。同じ発熱であっても、原因によって内服する薬剤は変えるのがあたりまえですし、そうすべきです。しかし、そうしていない訪問診療医があまりに多いのです。最悪です。緊急時にこそ、訪問診療医の本領が発揮されます。何かあった際の対応次第では、ぜひ変更を検討してください。

　どちらのケースも、外来受診が可能なのに訪問診療を利用していること自体がおかしいのですが、主治医の対応もひどいものです。訪問診療を担当している主治医が責任をもって患者さんの全身管理をしなければいけません。もちろん、患者さんを診察したうえで別の病院を受診する必要があると判断したのならば、それは良い判断だと思います。しかし、緊急時であっても対応を拒んだりといい加減な対応をして、在宅医学総合管理料だけはちゃっかり頂くような訪問診療は最悪です。残念ながら、このような訪問診療を行っているクリニックはたくさんあります。
　もちろん、非常に真面目にきちんとした対応をしているクリニックもあります。現在、訪問診療を利用している人、これから訪問診療を利用しようと考えている人、両者ともに自分の身を預ける病院はよく検討して、真面目に診療しているクリニックを選んでほしいものです。

第10章　介護スタッフが行える医療的ケア

介護スタッフとして行うことが可能な医療処置についてですが、医療行為は場合によっては相手を傷つけてしまい重症となることもあります。重要なことは、できることとできないことを判断することです。

家族が行う介護での医療行為と、介護施設でスタッフが仕事として行う介護での医療行為とでは、全く意味合いが異なります。後者ではプロとして自分で施行する行為と結果に責任を持たなければなりません。少しでも不安がある際には無理をせず、主治医に相談してください。

爪切り

　爪を切る前に、綿棒などで爪の掃除を行いましょう。入浴後に行うと爪が切りやすいのでおすすめです。一般的な爪切りの他、ニッパー型のものもあります。どちらを使用してもOKです。

　なお、忘れがちですが、爪を切ってもいいかどうか、必ず本人に確認するようにしてください。

　爪切りの基本は横にまっすぐ切って、両端を軽く丸みを持たせ、最後にやすりなどで滑らかにします。理想は爪の先端と指の先端が同じ高さになることですが、爪が少し長めのほうが良い場合もあります。

　爪先の白い部分（フリーエッジ）を全て切る必要はありません。1ミリ程度は残しましょう。また手の爪と足の爪で切り方を変える必要はありません。

　注意したい爪として、白癬（はくせん）などにより肥厚（ひこう）した爪があります。これは非常に硬く、縦に割けやすくなっています。無理だと感じたら、深追いしないようにしましょう。

　医師の判断を仰いだほうが無難な爪の状態として、糖尿病の患者さんの爪、水虫（白癬）の爪、巻き爪、陥入爪（かんにゅうそう）（巻き爪が食い込んで赤くなっている爪）、陥入爪の手術後などがあります。これらは、出血や細菌感染のおそれもあるため、介護スタッフで施行せず、主治医や看護師に相談したほうが良いでしょう。

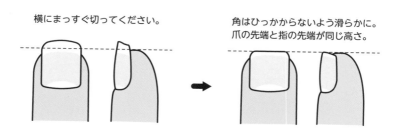

横にまっすぐ切ってください。　　　　角はひっかからないよう滑らかに。
　　　　　　　　　　　　　　　　　　爪の先端と指の先端が同じ高さ。

耳垢除去

　耳かきは好きですか？

　私は大好きです。やりすぎて血が出てしまったこともあります。

　少し奥まで耳かきを入れすぎてしまうと、咳が出たり、痛かったりしますよね。同じような経験をした人も多いのではないでしょうか？

　多くの人は自分で耳かきができるでしょうが、介護を要する高齢者で、自分で耳かきができる人はほとんどいません。したがって、看護師や介護スタッフが行う場合が多いと思います。

　介護での耳かきですが、綿棒以外の道具の使用は推奨できません。

　また、綿棒の先の太くなっている部分よりも深く耳に入れないようにしましょう。

　耳の穴(外耳道)は、浅い部分と深い部分で全く別の顔を見せます。浅い部分は三叉神経が分布しており顔の表面と同じですが、深い部分は迷走神経が分布しています。この迷走神経は咽頭部や心臓などに関与している神経で、もし耳かき中に咳が出たら、この迷走神経を刺激したということです。どうしても耳奥の深い部分を掃除したい場合は、医師に相談してください。耳垢除去には保険が適応できます。

　また、内服薬の種類を確認しておくことも重要です。

　薬の中には血液をサラサラにするものがあります。そのような薬を内服している場合は介護スタッフによる耳かきは避けたほうが無難です。耳の中の深い部分で出血して、血液が凝固したり血腫ができたりすると厄介ですから。

擦り傷、切り傷の応急処置

　基本は流水で洗うことです。

　消毒などの処置をする前に、水道水でバシャバシャ洗ってください。3〜5分くらい洗いましょう。不衛生な場所でケガをした場合や、汚れた道具で傷ついた場合は5〜10分くらいしっかり洗いましょう。

　介護施設では誰が感染症（梅毒、B型肝炎、C型肝炎、HIVなど）を持っているのかは把握していると思いますが、特に感染症の人の傷を洗浄、処置する際には、グローブを着用するなどの防御策を忘れないように！

　次に大切なのは出血への対応です。

　軽い傷であれば、洗っているうちに出血も少なくなっていきますが、洗ったあとも出血が止まらない場合、まずやるべきことは局所の圧迫です。傷口を直接圧迫してください。その際、使用するのは医療用のガーゼが最適ですが、それがない場合は、未使用のマスク、清潔なタオルやハンカチで圧迫しましょう。ティッシュでの圧迫は絶対にしてはいけません。傷口に貼りついてしまい、処置の妨げとなってしまいます。

　切り傷で出血を伴う場合は医師に相談してください。傷口の縫合が必要な場合には、6〜8時間以内に処置しなければいけません（詳しくはP204参照）。

　消毒に関しては現場ではあまり重要ではありません（正常な細胞にダメージを与えかねないので医師に任せてください）が、どうしても消毒したい場合には洗浄と止血が終わってからにしましょう。

　同じ出血でも、動脈性出血というものがあります。「ジワーッ」と出てくる出血ではなく、「ドクッ！　ドクッ！」と心臓の拍動に合わせて勢いよく出てくる出血です。この場合は即座に医師による処置が必要となりますので、

すぐに連絡してください。

　動脈性出血の応急処置も局所の圧迫です。

　よく「出血している所よりも心臓に近い部分を強く圧迫したり縛ったりする」と考えている人もいますが、これは違います。これが可能なのは外傷の専門の医師だけです。皆さんはあくまでも出血している場所を直接圧迫してください。

やけどの応急処置

やけどは医学用語では熱傷といい、重症度によって軽症のⅠ度から重症のⅢ度までの4段階（Ⅱ度は浅達性と深達性の2段階）あり、それぞれ治療方法が異なります。

ざっくり分類すると、次のような感じです。

- Ⅰ度：赤くなって痛い・水ぶくれなし
- Ⅱ度：水ぶくれあり
- Ⅲ度：痛みなく水ぶくれなし・真っ白や真っ黒になる場合もある

全ての段階に共通する基本な対処法は流水で冷やすことです。
5〜10分は冷やしましょう。

保冷剤（アイスノンなど）で冷やす場合には、傷口とくっついたり、凍傷になったりする可能性もあるので注意が必要です。あまりおすすめできませんが、他に冷却手段がない場合は仕方ないですね。

服を着用したまま熱いお風呂に落ちたり、服の上から熱湯をかけてしまったりした場合には、絶対に服を脱がさないで、服の上から冷水で冷やすようにしましょう。

熱傷の程度により皮膚と服が貼りついてしまい、無理に脱がせると皮膚がむけてしまう可能性があるためです。

熱傷は時間経過とともに悪化することもあり（2週間ほど）、しばらくしてから水ぶくれ（水疱）が出てくることもあります。

基本的には水疱は破かないでください。

破くことで感染しやすくなってしまいます。

　基本的にⅡ度以上の熱傷はきちんとした診断と治療が必要になりますので、医師に相談するようにしましょう。

　特に早急に医師に相談すべきケースを確認しておきます（夜中でも躊躇せず連絡してください）。

- 広範囲（上半身全体や両足全体、片方の手首から先全部など）の熱傷
- Ⅲ度の熱傷
- 顔面の熱傷
- 性器の熱傷

　実際には、本当に医師の即時対応が必要かどうか判断に迷う場合も多いと思いますが、悩むくらいなら早く主治医に相談してくださいね。

医薬品(内服薬、座薬)の介助

介護スタッフが行える医薬品使用時の介助には、湿布の貼付、薬の内服、鼻腔への薬剤噴霧などがありますが、ここでは現場でよく指摘したり、質問の多かった内服薬と座薬の介助に絞って説明します。

まずは内服薬の介助のポイントです。

薬袋には必ず服用時間の指示が書かれています。

「食前」は食事の直前、「食後」は食事の直後、「睡眠前・就寝前」は寝る直前です。

間違えやすいのは「食間」です。

これは食事中ではなく、食事と食事の間の空腹時に内服することです。だいたい食後2時間後を目安にしてください。

実際に内服させる時には、薬を舌の中央付近か、やや奥に乗せてあげます。舌の下に落ちてしまうと、嚥下できずに口腔内に残ってしまいます。

水かぬるま湯で飲んでもらいます。

よく「お茶で飲んでもいいですか?」と質問されることがありますが、以前は貧血用の鉄剤の内服には、お茶は適さないといわれていましたが、最近はそこまで気にしなくてもいいようです。

薬との飲み合わせで注意したいのは、牛乳、グレープフルーツジュース、お酒です。これらで内服することは避けてください。

ついでに、食べ合わせで注意したいのは、薬剤にもよりますが、納豆、ほうれん草、クロレラなどです。薬剤との相性もありますので、詳しくは医師か薬剤師に相談しましょう。

座薬(坐薬とも書きます)についてですが、これは肛門挿入薬です。

座って飲むものではありません！

笑い話のようですが(実際にそう思っている人がいました)、ちゃんと理解しておきましょう。

肛門から挿入して、体温の温度(直腸内)で溶けるようになっています。

挿入の際、薬の先端(尖っているほう)に水やオリーブオイルなどを塗ることでヌルヌルして挿入しやすくなります。

薬が見えなくなれば、それ以上押し込む必要はありません。あまり深く挿入すると粘膜を傷つけてしまう可能性があります。

座薬の挿入は事故につながることもあるため、基本的には看護師に任せましょう。

そもそも、肛門は便を出すところなので、外部から薬を入れてもすぐに出てきてしまうことがあります。それを防ぐために、ベッド上で側臥位の体位を維持し、挿入後1〜2分は肛門から出てこないように押さえてあげましょう。

座薬は保存方法が重要です。

体温で溶けるため、冷蔵庫で保管する必要があります(冷凍庫ではダメです)。さらに、先端部分を下にして保存したほうが良いです。

挿入に手間取ると、溶けてドロドロになってしまうこともありますが、そうなった時には再度冷やして固めたりしないで、諦めて捨ててください。

自己導尿の補助

　自己導尿とは、自然に排尿ができないため、1日に5〜6回程度、自分で尿道にカテーテルを挿入し、膀胱内の尿を排泄する行為のことです。

　カテーテルを挿入する行為は医療行為であり、本人か医師・看護師以外は絶対にやってはダメです。

　介護スタッフが行えるのはあくまで補助・介助だけです。

　カテーテルなどの器具には直接手で触れてはいけない部分があります。これは施行する本人が一番詳しいはずなので、指示にしたがってください。

　誰もが、自分の排尿する姿を他人に見られたくはないでしょうが、それは自己導尿を必要とする人も同じです。介助は家族か同性の介護スタッフが行う必要があります。施行中はじろじろ見てはいけません。

　介助の基本は、転倒しないように体勢を保持することです。

　施行の体勢は人それぞれで、男性の場合は椅子に座る、床で胡坐を組む、足を投げ出す、立位など、女性の場合は、立位で片足を上げる、座って両膝を立てる、片膝だけ立てるなど様々です。

　もし導尿がうまくできない場合、本人にがんばらせるのではなく、すぐに医師に相談してください。場合によってはその日のうちに専門医への受診が必要になる場合もありますので。

ストマの排泄物処理

ストマとはギリシア語で、人工肛門や人口膀胱の意味です。様々な種類がありますが、ここでは割愛します。

人口肛門や人口膀胱は、筋肉がないため排泄を我慢することが不可能で、本人の意思で排泄をコントロールすることはできません。

また、ストマの内側の便・尿が出てくる部分は内臓なので、そこは不用意に触らないようにしましょう。

皮膚に貼りつける部分の皮膚トラブルに関しては、日々清潔に保つことを心がけて、予防することです。赤く炎症を起こすなど皮膚トラブルが起きた場合は、医師・看護師に相談するようにしてください。

手術の内容やストマの位置によって便の性状が変わります。大腸の肛門側に近づくほど便は硬くなります（大腸で水分を吸収するため）。これは基礎知識として覚えておきましょう。

また、本来の肛門が残存している場合は、人工肛門からだけでなく、本来の肛門からも便や粘液が排泄されます。ストマだけでなく本来の肛門のケアも忘れずにお願いします。

たんの吸引

　将来的には、介護福祉士は医師・看護師との連携の下でたんの吸引が可能となりますが、現在は経過措置として、研修に合格し、認定証を交付された人に限って、医師の指示の下で看護師と連携して口腔内の喀痰吸引が施行可能となっています。

　登録研修機関でない施設では、研修を受けないと違法行為となります。平成27年度以前卒業の介護福祉士も研修が必須です。

　このような条件つきで、たんの吸引は施行可能ではありますが、吸引という医療行為は非常に危険を伴います。

　粘膜から出血させてしまったり、咽頭部に刺激を与えて嘔吐させてしまったり、のどの奥に留まっていた食残をさらに奥に押し込んで窒息させたりなど、様々なリスクが発生します。

　ALS（筋萎縮性側索硬化症）など、常に吸引が必要な患者さんを除き、多くの介護現場では看護師以外のスタッフに、たんの吸引を積極的に施行させている施設は少ないようです。

　確かに条件を満たせば介護福祉士でも施行可能ですが、それと「安全かつスムーズに施行できること」はイコールではありません。自分でできること、できないことを常に考えることが最も重要なことです。

鍼灸接骨院

　鍼灸接骨院では医師の同意書があれば健康保険を利用して施術を受けることができます。鍼灸は慢性の疼痛にしばしば効果を発揮しますので、うまく利用していきたいですね。

　ただし、鍼灸師が自分で診断することは医師法違反であり、健康保険で鍼灸を利用する際には必ず医師の同意書が必要になります。

　私のクリニックに定期通院されている患者さんの中にも鍼灸接骨院に通ってマッサージなどの施術を受けている方は多いのですが、主治医である私は同意書を書いていないだけでなく、通院している接骨院でどのような施術が行われているかも知りません。一度、ある鍼灸接骨院に電話で問い合わせましたが個人情報なので言えないという返事でした。

　この同意書ですが、定期受診していない医師が書いてもOKで、6カ月間有効なのです。2〜3カ月もたてば体の状態や治療内容が大きく変化することもあります。ずっと同じ鍼灸やマッサージの方法で良いとは思えません。

　こんなことがありました。両側の総頸動脈解離の保存治療中の患者さんの例です。この疾患は首の動脈の壁が割れてしまい、進行すると血液が流れなくなってしまい命にもかかわってきます。この患者さんがしばらく受診されない時期があり、心配していたところ、ある日突然、車椅子で来院されました。脳梗塞を発症して入院していたそうです。退院時の診療情報提供書を見ると、鍼灸接骨院でマッサージ施術後に発症とありました。肩こりがつらかったので首のマッサージを繰り返していたそうです。首のマッサージが原因と断定はできませんが、脳梗塞の発症リスクが高いことは明らかです。

　同意書を普段診察をしていない医師が十分な診察もせずに書いてしまうことは非常に問題です。

　保険医療機関及び保険医療養担当規則（保険医が保険診療を行ううえで守らなければならない基本的な規則を具体的に定めた厚生労働省令）第17条に「保険医は患者に疾病又は負傷が自己の専門外にわたるものであるという理

由によって、みだりに施術業者の施術を受けさせることに同意を与えてならない」とあります。

　私のところにも同意書を書いてほしいという依頼がきますが、「現在の状態では同意書は書けません」と伝えると、「では書いてくれる医師のところに頼みに行く」という患者さんや鍼灸接骨院があまりにも多いです。今後改善されればよいのですが……。

　内科疾患を無視しているかのような鍼灸整骨院や、普段から患者さんを診察していないのに同意書を書いてしまう医師は、はっきり言って嫌いです。疾患や状態によっては鍼灸整骨院での施術が非常に有効なこともあるだけに、このような問題のある鍼灸接骨院が存在することが残念でなりません。

　医療費問題にも繋がりますが、主治医と全て共有して相談することが、命だけでなくお金も大切に使う第一歩です。鍼灸整骨院などに通院したり、マッサージを受けるといったことであっても、疾患によっては命にかかわります。主治医とよく相談して情報共有してください。

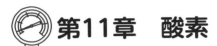

第11章 酸素

　酸素は空気の成分の1つで、人間が生きていくうえで必要不可欠であることは小学校の理科で習っていますよね。

　本章では酸素を治療に使用する際に絶対に知っておくべきことを、投与方法などを中心に勉強しておきましょう。

酸素投与について

　SpO₂が低い時、「まずは必ず再検する！」というのは、前述「SpO₂について」(P21)で述べていますので、もう大丈夫だと思います。

　しかし、何度再検してもSpO₂が低い時は、別の原因が考えられます。もう一度おさらいをしながら、その原因について学んでいきましょう。

　SpO₂は次の3つに左右されることはすでに述べた通りです。

　(1) 肺できちんと酸素が取り込まれているか
　(2) 酸素を運ぶ赤血球(ヘモグロビン)の量は十分か
　(3) 体の末端まで血液が運搬されているか

　SpO₂が低いということは、この(1)～(3)のどこかに問題があるということです。具体的にどのような疾患や体の状態があるか考えてみましょう。

(1) 酸素を取り込めていない、肺胞壁が厚く酸素交換が困難
　疾患・状態：喘息、肺炎、COPD(慢性閉塞性肺疾患)、肺線維症、呼吸回数低下、窒息など

(2) ヘモグロビンが少ない、ヘモグロビンが酸素と結合しにくい
　疾患・状態：貧血、出血など

(3) 拍出がスムーズに行かない、末梢血管がきつく締まっている
　疾患・状態：心不全、不整脈、高血圧症など

　その他、低体温症や心停止後などもあります。いずれも酸素の投与を検討すべき疾患・状態です。低酸素状態が続くと人間は死んでしまいますから。

酸素投与時の機材

酸素を投与する時、酸素流量によって機器を使い分けます。

カヌラ(カニューレ、カニューラ)

酸素流量が1～3L/分の場合に使います。

カルテには ℓ/Nと書きます。NはNasal Cannula(鼻のカニューラ)の頭文字です。

カヌラは鼻腔に挿入しますが、酸素の吹き出し孔が小さいので、流量が多いと、流速が速くなり鼻腔粘膜が乾燥して痛くなります。

そもそも鼻腔内部の容積は小さいので、どんどん酸素を流し込んでも外にあふれ出てしまいます。4Lくらいまではカヌラで大丈夫とも言われていますが、3～4Lでは鼻が痛くなるので、現実的には1～2L、せいぜい3Lまでにしておきましょう。

ちなみに、カニューレはドイツ語でKanule、カニューラは英語でCannulaと書きます。

マスク

酸素流量が3～7L/分の場合に使います。

カルテには ℓ/Mと書きます。MはMaskの頭文字です。

マスクはおなじみですよね。

カヌラとの大きな違いは、口呼吸にも対応できるということです。カヌ

ラは酸素流量が4Lを超えると、酸素が鼻からあふれ出てしまうので無駄になってしまいますが、マスクの場合は口からも酸素を取り込めるので、カヌラよりも流量を上げることができます。

酸素流量が3〜7Lの場合に使用します。

流量が8Lを超えると、流し込んだ酸素量が肺に取り込める量を超えてしまうので、酸素が無駄になってしまいます。

リザーバーマスク

酸素流量が7〜8L/分以上の場合に使います。

ℓ/Rと書きます。RはReserverの頭文字です。

マスクにリザーバー（大きな袋）がついていて、マスクからあふれ出そうな量の酸素を流し込んでも、リザーバーに酸素を溜められるので、大量の酸素を流し込むことができます。だいたい7〜8L以上の流量の時に使用します。

リザーバーマスクは使い始める時には袋を酸素で満たしてから使います。

まとめると、このように使い分けます。

酸素流量が、少量＝カヌラ、まあまあ多い＝マスク、大量＝リザーバーマスクといった感じです。

また、現場では「酸素●リットル」という言い方をしますが、これは、「1分あたり●リットル」という意味です。覚えておいてください。

酸素流量と機器がミスマッチの時、どうなるか？

　例えば、酸素流量が1Lの時にマスクを使ったり、4Lの時にリザーバーマスクを使ったりすると、どういうことが起こり得るでしょうか？

　あたりまえのことですが、口でも鼻でも、呼吸をすると吸気（吸う空気）よりも呼気（吐いた空気）のほうに二酸化炭素が多く含まれます。

　そこで、マスクを使用していて、そこに少量の酸素しか流さなかったとしたらどうなるでしょうか？

　吐いた空気がマスク内に留まり、それをまた吸い込むことになるので、当然どんどん酸素は少なくなり、逆に二酸化炭素は多くなります。

　酸素を投与する患者さんには、二酸化炭素ではなく酸素をたくさん吸ってほしいのです。
　したがって、呼気でマスク内に溜まっていく二酸化炭素を、マスクの外に押し流せるだけの量と速度で酸素を流し込まないといけません。

　マスクは、酸素流量3〜7L以上で使いますが、それはこの流速で流し込むなら、呼気の影響を受けないからです。リザーバーマスクなら7〜8L以上です。

　結論をいうと、酸素流量1Lをマスクで、4Lをリザーバーで、といったように各機器を適正値以下の酸素流量で使用すると、酸素を少なく、二酸化炭素を多く投与してしまうのです。

　どうでしょう、何となくわかりました？　機器を正しく選択する必要があるんです。

酸素が関わる重要な疾患

間違った酸素投与が引き起こす疾患についても勉強しておきましょう。

CO₂ナルコーシス

CO₂ナルコーシス(Carbon dioxide narcosis)とは、高炭酸ガス血症(高炭酸血症、高CO_2血症)による中枢神経障害や意識障害を伴う病態のことです。

血液中のCO_2濃度が過度に上昇すると、高炭酸ガス血症をきたします。

そうすると、CO_2の血管拡張作用(頭蓋内圧亢進作用)によって頭痛などが生じますが、重要なのは意識が朦朧としてくることです。

意識障害を生じて、その結果呼吸が弱くなります。呼吸が弱くなることで体に溜まった二酸化炭素を呼吸で排出できなくなり、ますますCO_2が蓄積するという悪循環に陥ります。

主な症状は、頭痛、振戦(ふるえ)、痙攣、発汗、傾眠などです。
特に発汗は著明で、体温に関係なく認められます。
頭痛と振戦は早期症状として重要なサインです。

診断には動脈血ガス検査が必要なので、介護施設や居宅で確定診断はできません。

治療方法は低濃度の酸素投与です。
高濃度の酸素の投与は禁忌です。

呼吸不全には大きく2種類あって、CO_2の蓄積を伴わないⅠ型呼吸不全(肺不全型)と、CO_2の蓄積を伴うⅡ型呼吸不全(肺胞換気不全型)があります。

　COPDって聞いたことはありませんか？

　タバコなどの有害物質を長期的に吸入することで生じる炎症性疾患ですが、これはⅡ型呼吸不全を起こしやすいんです。これが増悪すると、CO_2ナルコーシスをきたすおそれがあります。

　最も注意すべき点は、慢性のⅡ型呼吸不全に対して、不用意に高濃度酸素を投与すると、CO_2ナルコーシスを誘発してしまうことです。

　通常、皆さんは意識して「呼吸しなきゃ」と生活している人はいないと思います。血液中のCO_2とO_2を感知して、CO_2が多くなった場合は、ハァハァと呼吸回数を増やしてCO_2を多く排出しようとし、O_2が少なくなった場合には、深呼吸などでO_2を多く取り込もうとします。これは脳が自動的にやってくれています。後者の代表はあくびです。

　ところが、肺気腫などの病気が進行してⅡ型呼吸不全が慢性的に持続すると、CO_2が血液中にだんだん溜まってきます。すると、呼吸中枢はCO_2が血液中に高濃度で存在していることにすっかり馴れてしまい、血中のCO_2濃度が異常でも濃度の調節をしなくなってしまうのです。

　CO_2が呼吸中枢を刺激しない状態になると、呼吸中枢を刺激することができるのはO_2だけです。血中のO_2が少なくなれば、呼吸は促進されます。

　では、肺気腫が増悪した患者さんが肺炎を起こした場合を考えてみましょう。すでにCO_2は呼吸中枢を刺激できなくなっており、また、肺炎のために肺でO_2がうまく取り込めず、血液中の酸素濃度が減っていきます。

　この状況で高濃度酸素を投与すると、どうなると思いますか？

　こんどは呼吸中枢が血液中の酸素も十分あると勘違いしてしまうんです。

　CO_2の刺激はもともとの病気で感じなくなっているうえに、O_2の刺激も高濃度酸素の投与により感じなくなってしまう。こうなると、呼吸中枢が全く機能せず、呼吸が抑制されて自発呼吸が停止してしまうんです。

　治療のために使用したはずのO_2のせいで、さらにCO_2が溜まってしまいCO_2ナルコーシスが進行してしまうんです。

　よくわからない人もいるでしょう？
　簡単にいうと、COPD（Chronic Obstructive Pulmonary Disease：慢性閉塞性肺疾患）などの患者さんが、前述したような症状を呈している時は、不用意に高濃度酸素を投与してはいけないということです。

　しかし、酸素を投与しなければ死んでしまうケースもあるので、いざという時は挿管して人工呼吸管理にする覚悟で、高濃度酸素を投与しなければならない時もあります。

　酸素投与については少しでも自信がないなら、いや、自信があっても、必ず、絶対、医師に確認してください。

過換気症候群

　過換気症候群（Hyper Ventilation Syndrome）は、過換気ともいわれます。CO_2ナルコーシスとは逆の病態です。

CO_2ナルコーシスは、血中のCO_2が多すぎる病態。

過換気症候群は、血中のCO_2が少なすぎる病態です。

　血中のCO_2が減少する原因はいくつかありますが、1つだけ覚えておきましょう。
　「ハァハァ」と呼吸が激しくなっている時です。

　呼吸回数が増えると、体内に取り込む酸素量が増え、逆にCO_2が少なくなります。

　過換気症候群はマラソンなど、大量の酸素を必要とする激しい運動のあとや、コンサート会場などで興奮して呼吸が乱れている時になりやすいんです。

　症状は、呼吸が苦しくなって、口や指がしびれたり、痙攣したりします。

　治療法ですが、以前は、紙袋を頭に被せる再呼吸法（ペーパーバッグ法）が行われていましたが、現在は否定的な意見があります。

　1989年の論文（Callaham M; Ann Emerg Med.1989; 18(6): 622-8.）でペーパーバッグ法では低酸素となり死亡リスクがあることが発表されています。

　また、これ以外にも「器質的疾患（肺水腫など）で過換気になっている患者さんには、pCO_2を増やし、pO_2を下げることが致命的になる可能性がある」とか「呼吸困難に陥っている患者さんに対して、この方法は行いにくい」などの理由があります。

　ただし、ペーパーバッグ法が効果的な場合もあるので、一概に絶対にダメとはいえませんが、医師の判断を仰いだほうが良いことは覚えておきましょう。

　過換気症候群の発作がある時には、腹式呼吸ではなく、胸式呼吸（肋間筋を使った呼吸）であることが多いです。

　胸式呼吸で呼吸回数が増えれば増えるほど肺の残気量（吐き切った時に肺に残っている空気の量）は増加してしまい、新たに吸い込める空気も少なくなり、呼吸が苦しくなるというイメージです。

　この悪循環を防ぐためには、十分に息を吐かせることと、腹式呼吸（肋間筋ではなく横隔膜を使い、お腹を膨らませる呼吸）をしてもらうことが重要です。

　お腹に手を当てて手を持ち上げるようにゆっくり呼吸を促すことで腹式呼吸をしてもらったり、家族が抱きしめてあげることで安心感を与えるとともに、胸部を圧迫して胸式呼吸を抑制することで腹式呼吸を促すことも良いかもしれません。

　場合によっては、ゆっくり呼吸させたり、落ち着かせたいのに指示が入らないような状態の時もあるでしょう。

　そんな時は受診を躊躇しないでください。本当に過換気症候群かどうかを含めて、診察・検査を受けたほうが、より安心できると思います。

　治療としては、まずは気持ちを落ち着かせる薬を飲んでもらうこと（どんな薬にするかは必ず医師の指示で）、あとはマスク（カニューラではなく）を使用して低用量酸素（1〜2L）で酸素投与することで、低酸素をできるだけ回避しつつ二酸化炭素をほんの少しだけ多めに吸わせることも効果的な場合があります。

　まあ、酸素に関してはいろいろ怖いことも多いので、報告・連絡・相談を欠かさずに、がんばりましょうね。

酸素ボンベの単位について

看介

　現在、病院や介護現場で使われている酸素ボンベにはMPa、kgf/cm^2、といったように様々な単位が使われています。

　計量法の改正もあり、今後製造販売される酸素ボンベの圧力計の単位は全て国際基準のMPaに統一することになっています。

　しかし、使用期限を迎えていない少し古い酸素ボンベでは、昔の単位が記載されているものを目の前にすることも多く、「ボンベによって単位が違う」といった質問を非常に多く受けます。

　いろんな単位が出てきて混乱しているかもしれませんので、次の単位の換算表で頭の中を整理してみてください。

$$1MPa \fallingdotseq 10kgf/cm^2$$

酸素ボンベ残量の計算方法

　酸素投与する際には酸素ボンベを使うことになるので、酸素流量と残量の関係を頭に入れておく必要があります。

　万が一、酸素が切れたら大変なことになりますから。

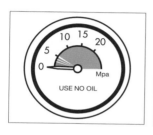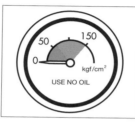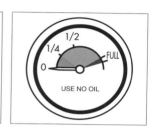

　酸素ボンベの圧力計の目盛はメーカーによって様々ですが、一般的な目盛のパターンは上の3つと思われます。

　左は0〜20、真ん中は0〜150、右は0〜1/2〜FULL、と表示されています。

　ここで、酸素ボンベの目盛を読む時の大原則を覚えましょう。

● 満タン時の圧力は、150kgf/cm²、または15MPa
　数字が2ケタか3ケタかで判断します。

● 満タン時の容量は、500Lのものがよく使われています。

　先ほどの写真の目盛は次のように読みます。

　左の図は満タン時の圧力15MPa、容量500L。

　中央の図は満タン時の圧力150kgf/cm²、容量500L。

　右の図は満タン時圧力は不明、容量500L。

　なお、携帯用の酸素ボンベには300Lのものもあれば、420Lというもの

もあり、容量は様々ですので、必ず確認してください。
　(7000L、6000L、1500Lもありますが、これらは個人で扱うことができないくらい大きいもので、ベッドサイドではなく業務用です)

　例えば、酸素流量3L/分で使用している場合を考えてみましょう。

　酸素を1分間に3L使うということなので、
ボンベの容量が300Lであれば、
300÷3＝100、つまり100分(1時間40分)持つということです。

　ところがボンベの容量が40Lしかないと、
40÷3≒13、つまり約13分しか持ちません。

　酸素がどれくらいでなくなるのかは、常に把握しなければいけません。

　また、酸素ボンベを業者に発注してから手元に届くまでどれくらいかかるかも確認しておきましょう。くれぐれもストックを切らさないように！

　では、応用問題です。

　このような目盛の酸素ボンベがあります。
カヌラを使用して、毎分2Lで流したとしたら、
どのくらい持つでしょうか？

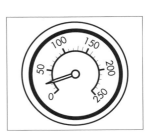

　では一緒に考えてみましょう。

　まず、満タンの時の圧力は、2ケタの圧力計なら「15」、3ケタなら「150」です。
　この圧力計は満タンで150と見て取れます。針は30付近を指しています。

　したがって、このボンベには、
30÷150＝0.2、つまり、約20%弱の残量が残っているということです。

　病院や介護施設でベッドサイドに立てて使用する酸素ボンベの多くは容量500Lなので、500Lの約20%ということは100L弱が残っている計算になります。

　今回はカヌラで1分あたり2Lの酸素を使用するので、
100÷2＝50、つまり、50分ほど持つということになります。

　もし同じ残量で、マスクを使って、酸素5Lで流したら、
100÷5＝20、つまり、20分程度しか持たないことになります。

　20分といったら、長めのトイレに行っている間になくなるかもしれませんね。

　酸素ボンベの残量の計算は理解できましたか？

　必ず、使用しているボンベの満タン時の圧力と容量は確認しておいてくださいね。
　わからない時は、業者に電話して確認しておくこと！

　ではここで、看護師国家試験の問題を見てみましょう。

【第94回午前59】

酸素吸入2L/分の患者。移送時に使用する500Lの酸素ボンベ（150kgf/cm²充填）の内圧計は90を示している。使用可能な時間はどれか。

[1] 30分　　　[2] 90分　　　[3] 45分　　　[4] 150分

どうですか？　大丈夫ですか？

では計算してみましょう。
　満タンで150の圧力のボンベの目盛が90であった場合、90÷150＝0.6なので、60%の量が残っていることになります。
　500Lの60%は500×0.6＝300、つまり残量300Lです。
　これを1分間で2L使うので、300÷2＝150、つまり150分。
　答えは[4]となります。

もうできるようになりましたね。

携帯用酸素ボンベ

さて、標準的な500Lの酸素ボンベについて勉強してきましたが、ここからは携帯ボンベについて少し詳しく勉強していきましょう。

酸素ボンベは必ず黒で塗装されており、表面には白い文字で「医療用」と書かれています。その周りには様々な刻印がされています。

例えば、FP（最高充填圧力）とか、TP（耐圧試験圧）とか、詳しく説明すると嫌になると思いますので、ここでは割愛しますが、唯一覚えていてほしいのが「V」という刻印です。

「V」は「内容積」のことです。ボンベ内の酸素容積ではなく、ボンベそのものの容積です。

車いすの背中の所やベッドサイドに立てかけるタイプの酸素ボンベは多くの場合、「V3.4」と刻印してあり、満タン時の酸素容積は500Lです。V3.4だから、酸素が3.4Lというわけではありませんので注意してください。

どれだけの酸素がボンベに注入されているかが不明でも、酸素ボンベの刻印から計算できるようにしておきましょう。

ちなみに、携帯用ボンベの容量は想像以上に少ないです。ゆえに必ず、満タン時で何リットル入っているのかを確認する必要があります。

確認するポイントは3つです。

- 酸素ボンベの「V」
- 圧力計の単位（MPa、kgf/cm^2）と数値（圧力計の針の位置）
- 酸素使用の流量（何リットルのカニューラかマスクか）

使用可能時間（分）＝「酸素残量（L）」÷「流量（L/分）」
酸素残量（L）＝「酸素ボンベのV」×「圧力計の値」

　圧力計の単位は現在よく目にするものは2種類ありますが、今後はMPaへと統一されることが決まっているため、新しく製造されたものは全てMPaの単位となります。
　1MPa≒10kgf/cm²です。

- ● 単位がMPaの場合
   使用可能時間（分）＝「V」×「圧力計の値（MPa）」×10÷「流量（L/分）」

- ● 単位がkgf/cm²の場合
   使用可能時間（分）＝「V」×「圧力計の値（kgf/cm²）」÷「流量（L/分）」

具体例で考えましょう。

[例題]
　酸素ボンベにはV3.4と刻印されており、圧力計は約10MPaでした。患者さんに対して、医師から「カニューレで2L」の指示が出ていました。あと何分で酸素ボンベが無くなるでしょう？

では答えです。
使用可能時間＝3.4×10×10÷2＝170
つまり、あと170分でなくなるという計算になります。

　ざっくりと考えるならば、携帯酸素ボンベを使用している患者さんはだいたい2Lくらいの流量が多いと思いますので、圧力計が「10MPa」以上を示

していれば、2時間は大丈夫と考えておきましょう。

　くれぐれも、170分だから2時間50分は持つと考えないように！

　安全係数といって、計算上の残時間から10%〜20%の安全マージンを差し引いた80%程度を現実的な使用時間と考えます。20%くらい余裕を持っていれば、何かアクシデントがあった時にも対応できますから。

　というわけで、170分の80%は170×0.8＝136となり、2時間16分を現実的な使用限界と考えるんです。
　手っ取り早く「10MPaで2Lなら2時間」と覚えましょう。

呼吸同調式デマンドバルブについて

在宅酸素療法（HOT）の患者さんを担当している人は知っているかもしれませんが、「呼吸同調器」という器具があります。「デマンドバルブ」と呼ぶこともあります。

これは呼吸する際に、息を吸い込む時にだけ酸素を流して、息を吐く時には酸素を止めるという装置なんです。通常は吐く時にも酸素が出続けるので、この器具を使うと酸素を節約できるのです。呼吸回数にもよりますが、通常の1.5倍から2倍くらい酸素ボンベが長持ちするといわれています。

先ほど「10MPaで2Lなら2時間」と述べましたが、この呼吸同調器を使うと、3〜4時間くらいまで使用時間を延ばすことができます。携帯型ボンベを持って外出する際の非常に心強い味方なのです。

ただし、患者さんによってはうまく呼吸に同調できず、センサーが息を吸っていないと判断して、アラームが頻回に鳴ってしまうこともあるので、初めて使う場合には、クリニックや取扱い企業（ボンベに24時間対応の相談できる電話番号が必ずついています）に相談するようにしましょう。

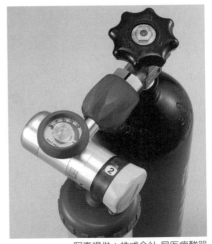

写真提供：株式会社 星医療酸器

携帯用酸素ボンベ使用時間早見表

ボンベ容量		165リットル【同調器使用】（容器：1.1リットル 充填圧力：14.7MPa）			165リットル【連続】（容器：1.1リットル 充填圧力：14.7MPa）		
圧力計表示		開封時	残量1/2	残量1/4	開封時	残量1/2	残量1/4
使用量（リットル／分）	0.25	30時間00分	15時間00分	7時間30分	10時間00分	5時間00分	2時間30分
	0.50	15時間00分	7時間30分	3時間45分	5時間00分	2時間30分	1時間15分
	0.75	9時間45分	5時間00分	2時間30分	3時間15分	1時間40分	50分
	1.00	7時間30分	3時間45分	1時間50分	2時間30分	1時間15分	37分
	1.50	5時間00分	2時間30分	1時間15分	1時間40分	50分	25分
	2.00	3時間45分	1時間50分	55分	1時間15分	37分	18分
	2.50	3時間00分	1時間30分	45分	1時間00分	30分	15分
	3.00	2時間30分	1時間15分	35分	50分	25分	12分
	3.50	2時間00分	1時間00分	30分	42分	21分	11分
	4.00	1時間50分	55分	27分	37分	18分	9分
	4.50	1時間40分	50分	25分	33分	16分	8分
	5.00	1時間30分	45分	22分	30分	15分	7分
	5.50	1時間20分	40分	20分	27分	13分	6分
	6.00	1時間15分	35分	17分	25分	12分	5分

ボンベ容量		210リットル【同調器使用】（容器：1.4リットル 充填圧力：14.7MPa）			210リットル【連続】（容器：1.4リットル 充填圧力：14.7MPa）		
圧力計表示		開封時	残量1/2	残量1/4	開封時	残量1/2	残量1/4
使用量（リットル／分）	0.25	37時間00分	19時間30分	9時間15分	12時間40分	6時間20分	3時間10分
	0.50	18時間00分	9時間00分	4時間30分	6時間20分	3時間10分	1時間35分
	0.75	12時間00分	6時間00分	3時間00分	4時間00分	2時間00分	1時間00分
	1.00	9時間30分	4時間30分	2時間15分	3時間00分	1時間30分	45分
	1.50	6時間00分	3時間00分	1時間30分	2時間00分	1時間00分	30分
	2.00	4時間40分	2時間20分	1時間10分	1時間30分	50分	25分
	2.50	3時間45分	1時間40分	50分	1時間15分	37分	18分
	3.00	3時間00分	1時間30分	45分	1時間05分	33分	16分
	3.50	2時間40分	1時間20分	40分	48分	24分	12分
	4.00	2時間20分	1時間10分	35分	47分	23分	11分
	4.50	2時間00分	1時間00分	30分	42分	21分	10分
	5.00	1時間50分	55分	27分	38分	19分	9分
	5.50	1時間40分	50分	25分	34分	17分	8分
	6.00	1時間30分	45分	20分	30分	15分	7分

ボンベ容量	300リットル【同調器使用】(容器：2.0リットル　充填圧力：14.7MPa)			300リットル【連続】(容器：2.0リットル　充填圧力：14.7MPa)		
圧力計表示	開封時	残量1/2	残量1/4	開封時	残量1/2	残量1/4
使用量（リットル／分）						
0.25	54時間00分	27時間00分	13時間30分	18時間00分	9時間00分	4時間30分
0.50	27時間00分	13時間30分	6時間45分	9時間00分	4時間30分	2時間15分
0.75	18時間00分	9時間00分	4時間30分	6時間00分	3時間00分	1時間30分
1.00	13時間30分	6時間45分	3時間20分	4時間30分	2時間15分	1時間00分
1.50	9時間00分	4時間30分	2時間15分	3時間00分	1時間30分	50分
2.00	6時間45分	3時間20分	1時間50分	2時間15分	1時間00分	30分
2.50	5時間30分	2時間45分	1時間20分	1時間50分	55分	27分
3.00	4時間30分	2時間15分	1時間00分	1時間30分	50分	25分
3.50	3時間50分	1時間50分	55分	1時間15分	40分	20分
4.00	3時間20分	1時間40分	50分	1時間10分	35分	17分
4.50	3時間00分	1時間30分	45分	1時間00分	30分	15分
5.00	2時間40分	1時間20分	40分	54分	27分	13分
5.50	2時間30分	1時間15分	35分	50分	25分	12分
6.00	2時間15分	1時間00分	30分	45分	22分	11分

ボンベ容量	500リットル【連続】(容器：3.4リットル　充填圧力：14.7MPa)		
圧力計表示	開封時	残量1/2	残量1/4
使用量（リットル／分）			
0.25	30時間00分	15時間00分	7時間30分
0.50	15時間00分	7時間30分	3時間45分
0.75	10時間00分	5時間00分	2時間30分
1.00	7時間30分	3時間45分	1時間50分
1.50	5時間00分	2時間30分	1時間15分
2.00	3時間45分	1時間50分	55分
2.50	3時間00分	1時間30分	45分
3.00	2時間30分	1時間15分	40分
3.50	2時間10分	1時間05分	32分
4.00	1時間50分	55分	27分
4.50	1時間40分	50分	25分
5.00	1時間30分	45分	22分
5.50	1時間20分	40分	20分
6.00	1時間15分	37分	18分

※表の時間はあくまで目安です（安全係数＝0.9として計算）。気温や気圧など環境により変化する場合があります。

参考資料提供：株式会社 星医療酸器

249

昔と用法が変わってます

　内服薬の中には、昔と用法が変わったものも多くあります。

　例えば「レボフロキサシン水和物」ですが、昔は分2（1日2回）や分3（1日3回）が一般的でしたが、現在は500mgを分1（1日1回）で内服させます。

　古い知識はアップデートしていきましょうね。

　ついでに、医師から「レボフロキサシン水和物を500mg、夕方に内服するように」と指示があったとします。

　処方箋に書くと「レボフロキサシン水和物 500mg 1×A」となります。

　これは「レボフロキサシン水和物」を合計500mg内服という意味であって、500mgの錠剤である必要はありませんからね？

　「250mg錠を2つ」と指示する場合もありますので、医師・薬剤師に確認してください。

⏤⟋ᴧ∿ 第12章　心電図

　心電図は病院やクリニックで行う検査ですが、最近は在宅でも携帯用の機器で検査する医師も増えてきているので、基本的な知識を勉強しておきましょう。

　特に、看護師の方は検査の補助をする機会もあると思いますので、検査のやり方だけでなく、その後の治療にも少し踏み込んだ知識を持っておくとすばらしいと思います。

心電図12誘導の取り方

心電図を見ることは、ほとんどの人が苦手でしょう？

参考書を買って勉強しようした人もいるでしょうが、心電図の原理とか、物理やベクトルの小難しい話が出てきて、そうこうするうちに、何が重要かわからなくなって、心が折れてしまった人もいると思います。

とはいえ、心筋の虚血の状態をチェックするために必要な検査だということはご存知ですよね。

そのためには、心電図の検査をきちんとできるようになっておかなければいけません。まずは、基本中の基本である電極の装着位置を確実に覚えましょう。

基本的に電極は左胸部に装着します。
電極の装着にあたって、基準となるラインと第4肋骨を確認しましょう。

- 鎖骨中線：鎖骨の真ん中のライン
- 前腋窩線：腋窩(脇のくぼみ)の乳首寄りのライン
- 中腋窩線：腋窩の背中寄りのライン

第4肋間の探し方です。
胸骨柄と胸骨体部の境目を胸骨角といいます。次のページの図の中央の円のところです。胸骨を撫でてみて、一番ボコッととんがっているとこです。胸骨角に第2肋骨がついています。
第2肋骨のすぐ下が第2肋間です。そこから数えていけば位置がずれることはあまりないでしょう。

　私のやり方は、患者さんの右側に立ち、右手で電極を持ち、左手の人差し指にクリームをつけ、左手の薬指と中指で胸骨角を探して第2肋間に薬指、第3肋間に中指を置いて、第4肋間に人差し指でクリームをつけて電極をつけます。

　胸部電極の位置は、慣れていないと間違えやすいです。
C1（赤）＝第4肋間胸骨右縁
C2（黄）＝第4肋間胸骨左縁
C3（緑）＝C2とC4の中間
C4（茶）＝左鎖骨中線第5肋間
C5（黒）＝左前腋窩線上C4と同高
C6（紫）＝左中腋窩線上C4と同高

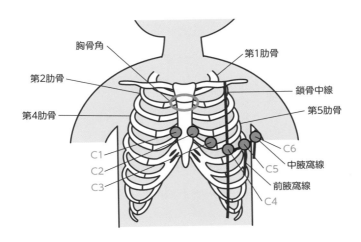

　「あ（赤）き（黄）み（緑）ちゃん（茶）こく（黒）し（紫）」とか、「あっ（赤）き（黄）みの（緑）チャッ（茶）ク（黒）紫（紫）」とか、どんな語呂合わせでも構いませんので、暗記しましょう。

　手足の電極も、同じ覚え方です。
　右手から時計回りに、右手→左手→左足→右足の順番で、あ（赤）き（黄）

み(緑)ちゃんこく(黒)しです。

　基本は、「赤」と「黄」からつけます。

　ところで、多くの看護師(循環器以外の医師にもたまにいます)が、この装着時に間違っているのですが、実はC1からC6まで順番通りに付けてはダメなんです。

　C1(赤)→C2(黄)の次はC3(緑)ではありません。

　C4(茶)なんです。

　C4(茶)の装着ですが、まず第5肋間を探します。

　C1(赤)、C2(黄)が第4肋間なので、そこから1つ下の肋間なのでわかると思います。

　その第5肋間と鎖骨中線と交わるところがC4(茶)の場所です。

　さあ、これでC1(赤)とC2(黄)とC4(茶)が正しい位置に装着できました。

　次にC3(緑)をつけます。

　C3(緑)の位置は、C2(黄)とC4(茶)を直線で結んだ中間点です。したがって、C3(緑)は体格によっては肋骨の上になったり、肋間になったりします。

　残るはC5(黒)とC6(紫)です。

　C4(茶)からまっすぐ背中側に下したラインと、前腋窩線の交点がC5(黒)で、中腋窩線との交点がC6(紫)になります。

　C4(茶)は肋間に沿った場所ですが、C5(黒)とC6(紫)は肋骨や肋間に沿っていなくても問題ありません。

まとめると、
　C1（赤）→C2（黄）→C4（茶）→C3（緑）→C5（黒）→C6（紫）の順番になります。

　肋間の上に位置するのはC1（赤）とC2（黄）とC4（茶）だけです。

　正しく装着すると、電極の位置は等間隔ではなく、バラバラになります。

　心電図にビビらないでくださいね。

心電図の読み方

心電図を読むのは、医師の仕事です。

しかし、医師がカルテに心電図の判読結果を書いても、看護師や介護スタッフ、医療事務スタッフがその意味を全く理解できないのは問題です。

そこで、基本的な考え方をほんの少しだけ勉強しましょう。

十分勉強している人は読み飛ばしてください。

虚血性変化

虚血性心疾患の代表格といえば、狭心症や心筋梗塞でしょう。

心筋梗塞は狭心症のメッチャやばいやつ（狭心症の親分）とイメージしておいてください。

心電図の読み方で、押さえておきたいのが、ST変化です。

STが上昇しているか、低下しているかで狭心症か心筋梗塞かがわかります。

- ST上昇→心筋梗塞。高速道路は一般道より高い場所にありますよね？
  心筋「高速」はSTが高いところに「上がる」んです。

- ST低下→心筋梗塞ではない。狭心症。

ところで、心電図を取る時には12誘導といって、モニターに波形が12個並んでいますよね。

「どの波形をどう読んでいるんだ？」と思っている人、たくさんいると思います。

12個の波形には当然意味があって、それぞれが心臓の各部位に対応して

いるんです。

- **V1〜4→前壁中隔**

- **Ⅰ、aVL、V5、V6→側壁**

- **Ⅱ、Ⅲ、aVF→下壁**

このように、心臓のどの面に障害があるかを検査しているわけです。

　例えば、V1、V2、V3、V4の4つで、ST上昇が認められる心電図があるとします。
　すると「前壁中隔の心筋梗塞」と考えるわけです。

　Ⅱ、Ⅲ、aVFの3つで、ST低下が認められると「下壁の狭心症」と考えることができます。

　心臓には3本の主要な冠動脈があり、この3本で心臓全体に酸素と栄養を供給しています。
　心電図でどのあたりに病気の主体があるか見当をつけて、心エコーで心筋の動きを診て、心臓カテーテル検査で3本の冠動脈のうちのどれが障害となっているのかを調べます。虚血の程度と場所によって症状も治療も様々な選択肢があります。
　このようにして医師は最適な治療方法を決めていくんです。

　もっと詳しく知りたかったら医師に聞いてみてください。できたら循環器系が得意な医師に。

洞調律か否か

12誘導の中のⅡを見ます（Ⅱでわからない時はⅢとaVFで判断します）。
心電図の基本の波形はP-QRS-Tの3つですが、P波の有無が重要です。

- P波がある→洞調律。正常です。
- P波がない→洞調律ではない。R波（一番尖ってる波調）の間隔がバラバラ。これが「心房細動」です。

心房細動はバイタルチェックでわかることもよくあります。脈がバラバラに触れますから。

なぜ心房細動の有無が重要なのかというと、心房細動とは心房がぶるぶる震えている状態で、心房の中の血流が不安定になって、心房内に残った血液が停滞し、血栓（血の塊）ができやすくなるからです。
左心房にできた血栓が、何かの拍子で左心室に入ると、脳もしくは全身に血栓が飛ばされて、脳梗塞などを引き起こします。

だから、心房細動の患者さんは「ワーファリン」などを内服して、血栓ができないように血液をサラサラにしてるんです。

心房細動の治療

心房細動の治療は、病院では電気的除細動も施行しますが、ここでは内服薬の知識だけ押さえておきましょう。

　心房細動には頻脈性心房細動と、徐脈性心房細動があります。

　特に注意するのが頻脈性の時で、脈が速ければ速いほど、心臓が十分拡張する前に収縮してしまうので、心臓から拍出される血液量が減ってしまいます。脳を始め全身の臓器に十分な血液を送ることができません。

　そこで、心拍数をコントロールする必要があるんです。

　一般的に処方されるものとして、「ジゴキシン」、「βブロッカー」、「ベラパミル塩酸塩」などがあります。

　ジゴキシンは血中濃度が一定に保たれていることが重要です。内服中の患者さんから採血する時には、同薬の血中濃度もチェックするか、医師に確認するようにしましょう。

　ワーファリンを内服中の患者さんは、基本的には月に1回PT-INR（血液サラサラの度合い）の採血検査をしますが、患者さんによって検査頻度は変わります。

　同じ量のワーファリンを内服していても、体の大きさや食欲、ワーファリン食の有無などで薬剤血中濃度は著変するからです（ワーファリンは食事の影響を強く受けます、納豆や緑黄色野菜など）。また、心臓エコー検査で血栓の有無をチェックしているかどうかも重要なので、お忘れなく。

　心房細動の患者さんは、バイタルチェックの際、脈の不整を感じたら要注意です。もし不整脈を感じたら、血圧が保たれているか、ワーファリンをきちんと飲んでいるか、薬が効きすぎていないか（効きすぎていると出血のリスクが増加します）、脈拍コントロールのための薬を内服しているか、薬剤血中濃度はどうか、心内血栓のチェックは行っているか、などの確認

を行いましょう。また、ベッド上で臥床時間が長い人の場合、看護プランに対するアセスメントも変わってきます。脳塞栓のリスクがありますから。これもお忘れなく。

ところで、心房細動と心房粗動の違いを説明できますか？

もし、説明できるなら、循環器系の勉強のやりすぎです。もっと他の科の勉強に時間を割いてください(笑)
皆さんは両者の細かい違いまでわかっていなくても大丈夫です。

この2つは、ざっくりいうと、洞房結節でスタートした電気信号が、心房で寄り道や回り道をして、心房をぶるぶる震わせているというイメージです。

重要なポイントとして、どのような患者さんが心房細動や心房粗動になりやすいかを押さえておきましょう。

- 心疾患(狭心症、心筋梗塞、僧房弁疾患、高血圧など)
- 甲状腺疾患(亢進症など)
- 糖尿病
- 老化

看護・介護を必要とする患者さんたちは、どれかにあてはまることが多いでしょう？

心電図を右前胸部につける？

心電図は「左」前胸部につけます。

しかし、心臓が右側にある人ならともかく、心臓が左にある患者さんに対しても「右」に心電図をつけて検査する場合があるんです。知ってましたか？

医師以外の人で知っていたという人、循環器系ばっかり勉強しててはダメです！　他もしっかり勉強してください（笑）

下壁の心筋梗塞が考えられる場合、右前胸部で心電図検査を取ることがあります。

心臓のすぐ近くに、大動脈が膨らんでいるところがあるんですが、そこはバルサルバ洞と呼ばれています。

そこから冠動脈が枝分かれして、心臓表面に分布していくのですが、下壁は冠動脈の起始部から一番遠い場所なんです。

右冠動脈、前下行枝、回旋枝のうち、どれが下壁を支配しているかは人によって様々です。

右冠動脈が下壁を支配している場合を考えてみましょう。

この人の右冠動脈が詰まったらどうなるでしょうか？

下壁と右冠動脈が主に担当している心臓の右側の右室壁も梗塞を起こしますよね。

イメージできますか？

下壁の心筋梗塞のうち、3分の1は右室梗塞を合併するといわれています。

　なぜ、右室梗塞をクローズアップしたかというと、治療にあたってのアプローチが変わってくるからなんです（具体的にどのように変わってくるかは医師に聞いてください。きっと優しく教えてくれます）。

　Ⅱ、Ⅲ、aVFの3つでST上昇があった場合は、下壁の心筋梗塞ですが、そんな時に

　「先生、下壁が怪しいってことは、右の胸部誘導の心電図もやったほうが良いでしょうか？」

　なんていえると、非常にすばらしいです！

　右側胸部誘導の検査の方法ですが、左前胸部の場合と対称的に右側につけ直すだけです。赤（C1）から紫（C6）までつけて、緑（C3）と茶（C4）と黒（C5）は高さを変えずに右胸部につけ直すだけ。

　それだけ。簡単でしょう？

　記録の際、左前胸部誘導の場合はＶ3・Ｖ4・Ｖ5と書きますが、右側前胸部誘導の場合は、Ｖ3r・Ｖ4r・Ｖ5rと書きます。
　「r」はright（右）の頭文字です。

　Ｖ3r・Ｖ4r・Ｖ5rでSTが上昇していれば、右室梗塞というわけです。
　ちょっと賢くなった気がしませんか？

　もっと心電図を多く説明してほしいという声をたくさん頂きますが、そうすると心電図だけで一冊になってしまうので、正書を読んでください。

第13章　お看取りについて

　人生の最期は誰にでもやってきます。

　これからの高齢者介護において、お看取りを無視することはできません。

　ここでは、特にお看取りの経験がない家族・介護スタッフからの相談が多いことをまとめておきます。

死亡診断

　お看取りに関わったことのない人によく伝えることなのですが、最期の時にお手伝いさせていただけることは大変名誉なことなんです。

　亡くなられる方に「最期はこの人に看取られたい」と選ばれたと考えてください。

　もし、急にお看取りをしなければならない状況になったとしても、自分にできることを誠意を尽くして行えばよいのです。焦ることはありませんからね。大丈夫です。

　大前提として、死亡かどうかの判断は医師以外の人間にはできません。
　したがって、呼吸や心臓が停止した可能性がある場合には主治医へ連絡する必要があります。
　くれぐれも、看護・介護記録に、医師の死亡確認の前に「死亡」と書かないようにしてくださいね？　あくまで「呼吸停止」や「血圧測定不能」などと書くようにしてください。

　家族が自宅や施設で自然に看取ることを希望されている場合、医師は診断のために往診することになります。
　家族がお看取りを希望されていない場合は、治療のために病院に救急搬送しなければなりません。
　急変であれば当然一刻も早く対処が必要ですが、家族の承諾が得られているお看取りの際には対応を少し変えることがあります。
　これは筆者の私見なので医師によって考え方が異なることも多いと思いますが、お看取りの際にはすぐに死亡診断をしないほうが良いと考えます。

　死亡診断書を発行すると、その時点から家族は施設退去の手続きや葬儀

社との打ち合わせなどで非常に慌ただしくなってしまいます。

　最期を迎えられた方と家族がゆっくりと過ごし、最後の対話をすることが、家族の気持ちを整理する一助となるため、死亡診断は場合によっては数時間後にしたほうが良いという考え方もあることを知っておいてください。

　実際、深夜に呼吸が停止した方の診察を翌朝にする場合がありますが、それはこういう理由のためです。

　もちろん、施設によっては、夜間に呼吸停止が起きた場合には、すぐに確認してもらいたいと考えているところもあるでしょう。

　夜間のスタッフの人数も含め様々な理由があるとは思いますが、まずは家族のことを優先に考えて、ケースバイケースで決めていきたいものです。

エンゼルケア

エンゼルケアは看護師が行うものというイメージはありませんか？

　看護師がエンゼルケアを行うのは病院内に限ったことであり、本来は家族が葬儀社と協力して行うものです。
　ちなみに、看護師が行うものは保険の適応がありませんので、実費となります。
　施設でのお看取りの場合、家族との相談が必要ですが、施設スタッフも協力して一緒に送るようにしてあげましょう。

　死亡確認後、末期の水（死に水）の儀式を行います。
　血縁の濃い方から順番に行います。
　ガーゼなどを割り箸にはさみ、茶碗の水で故人の唇を濡らします。
　ガーゼや脱脂綿ではなく、新しい筆を使う場合もあります。

　次に、身を清める湯灌という儀式がありますが、これは葬儀社が行ってくれます。湯灌の代わりに、清拭を行う場合もあり、アルコールなどで体をきれいにします。

　身を清めたら、身繕いを行います。旅立ちのための死装束に着替えさせますが、これは故人のお気に入りの服でいいと思います。
　最期の装束は葬儀社で用意してもらえるはずです。

　最後に死化粧を行います。髪をとかしたり、皮膚を伸ばしたり、また含み綿などを使って生前に近い容姿にします。男性の場合はヒゲを剃ったり、女性の場合は薄化粧をして、唇に紅をさしたりします。

　病院や施設でどの段階までエンゼルケアを行うかは一概にはいえません

が、何よりも誠意を尽くすことが一番大切だと思います。

　葬儀社で処置するから、看護・介護スタッフが行うのは無駄と考えている方もいるかも知れませんが、無意味ではありません。

　ここで重要なことをいいます。

　死亡診断書の作成後でなければ、葬儀社はご遺体を自宅まで連れていってくれません。なぜでしょうか？

　もし、施設で呼吸が停止し、そのまま自宅に連れて帰ったところで医師が診察するとしましょう。

　この状態で、本当に自然死だと断言できると思いますか？

　できないんです。

　ひょっとして移動中に何かがあって亡くなった、という可能性も考えられます。こうなると警察に連絡して検死することになってしまいます。つまり、本来は医師の確認後でなければ、エンゼルケアは行えないのです。

　施設側はいつ、どのタイミングでどこまでエンゼルケアを行うのか、その都度主治医と相談して行うようにしましょう。

　また、地域や文化、宗教によって、エンゼルケアの内容は異なります。エンゼルケアの勉強会や講習会もたくさんありますので、参加した人に教えてもらってください。わからない時には家族に聞くことも躊躇しないでくださいね。

死亡診断書と死体検案書

　最期のお別れの際に死亡診断書か死体検案書のどちらかが必ず必要になります。

　これがないと役所などでの手続きはできません。

　ここでは特に施設での看取りについて知っておきたいことを確認します。

　定期的に訪問診療を行っている患者さんで、死因を責任持って推定できる場合には施設で死亡診断ができます。

　「医師法：第二十条　医師は、自ら診察しないで治療をし、若しくは診断書若しくは処方せんを交付し、自ら出産に立ち会わないで出生証明書若しくは死産証書を交付し、又は自ら検案をしないで検案書を交付してはならない。但し、診療中の患者さんが受診後二十四時間以内に死亡した場合に交付する死亡診断書については、この限りでない。」

　また、昭和24.4.14医発385号：医務局長通知医師法第二十条但書に関する件(昭和二四年四月一四日　医発第三八五号)(各都道府県知事あて厚生省医務局長通知)を読んでみてください。

　これは、24時間以内に死亡した場合は死亡診断書でよいが、24時間を超えたら死亡診断書ではダメということではありません。

　定期的に訪問診療を行っていて、患者さんの全身の状態を把握しており、その時の死因が内因死であると判断できるなら死亡診断書を発行することができます。

　定期的な訪問診療を行っていない場合は死亡診断書を発行することはで

きません（この場合は、死体検案書を発行することになります）。

　また、訪問診療を行ってさえいれば、必ず死亡診断書を発行できるというわけでもありません。この点は理解しておく必要があります。

　ちょっと作り話を例にして考えてみましょう。

　甲さん、90歳男性、胃癌末期で、胃癌以外の疾患はなく、既往歴もありません。

　数口の経口摂取ができ、介助で車椅子、排泄はオムツ、認知症症状は軽度で麻痺もありません。最近になり徐々に昼夜逆転・睡眠時間延長・認知症状の増悪傾向・食欲低下と体重減少を認めるようになりました。

　甲さんは、お看取りをすることができる介護付き特定施設「乙」に入居しており、毎週水曜日が訪問診療の日です。

　甲さんとその家族は、点滴や胃瘻などのあらゆる延命治療を希望せず、病院ではなく施設「乙」での看取りを希望されています。

　ある日の水曜日も普段通り訪問診療を行い、肺炎の徴候もなく、痛みもなく、排便状態も良く、経口摂取は変わらず数口ですが、状態は安定していました。

　診察に立ち会った家族には「いつ急変しても不思議ではないが、今は落ち着いています」と説明し、家族も受け入れは良好な様子。

　その甲さんが水曜日の夜勤帯の午後10時にベッドから転落しているところを巡回中の介護スタッフが発見しました。

　1人でトイレに行こうとしたのかもしれません。

　明らかな傷などは認めませんが、その際、もしかしたら頭をぶつけたのかも知れません。

　夜勤の介護スタッフは看護師に報告しましたが、痛みの訴えもなく、バイタルも意識レベルも変わったところはなさそうです。

　家族へ電話してそのことを伝えたところ、脳外科などへの受診はしたくないから様子をみたいと希望され、異常も特になさそうなので主治医への報告は翌日にしようと考えました。

　翌木曜日の朝、食欲がさらに低下して7時半からの朝食はほとんど食べず、少し傾眠がちになってきました。看護師は、癌の末期だからいつ最期を迎えても不思議ではないと、電話で家族とも再確認し、様子を見ることにしました。

　時計はそろそろ午前10時、主治医へいつも電話する時間です。

　そこへフロアの担当介護スタッフから看護師へ緊急コールが入りました。

　甲さんの意識レベルが低下し、血圧を測定したところエラーになってしまい血圧が測定できないとのこと。

　急いで甲さんのところに向かうと呼吸もなく、血圧も普段は100程度ですが触診でも計測できないほど低下していました。
　体温は35度でした。

　主治医に報告の電話をしました。

乙の看護師「乙の看護師です。胃癌末期の甲さんですが、レベルが低下しました、血圧も普段100前後ですが、触診で計測できず、呼吸も認めません、体温35度です。サチュレーションは計測できませんでした」

主治医「わかりました。ほかに変わったことはありましたか？」

乙の看護師「昨夜ベッドから転落しましたが、変わったことはありませんでした」

主治医「すぐに診察しに行きます」

（1時間後）

主治医の診察にて死亡確認されました。

　突っ込みどころたくさんの話ではありますが、介護施設で働いている人なら「あー、ありうるわー」って感じだと思います。

　では、ここからは2つの選択肢を考えながら話を進めていきましょう。

　主治医の選択肢は次の2つです。
① 胃癌末期のため病死および自然死であり、死亡診断書を発行する。
② 外因死の可能性のため警察へ連絡して検死する。

　さて、主治医は①と②のどちらを選択すると思いますか？

　施設側の心情としては①でしょう。

　きれいに清拭をしてあげて、その日のうちに家族のもとに甲さんをお返しすることがベストだと考えると思います。

　しかし、医師の診察によっては②となる可能性もあるんです。

　医師は非常に大きな責任を負っています。
　診断もそうですし、書類の発行に関してもそうです。死亡診断書は公文書であり、重大な責任を負います。

　上記のケースで、死因が100%胃癌だと診断した医師であれば①を選択しますが、ベッドから転落したことによる脳内出血、外因死(事故など)の可能性が少しでもあると考えた時には②となります。

　もし、仮にですよ?

　乙の介護スタッフが甲さんを突き飛ばしていた……。

　これが真実で、あとから裁判にでもなったらどうしますか?

　本来は殺人だったのに、主治医は胃癌と診断した……。
　これ、大変なことだと思いませんか?

　医師はこういう事態に対しても責任を負う書類を作成することになります。
　100%断言できると判断したことでなければ死亡診断書は書けません。

　もし②の場合、甲さんはすぐに家族の待つ自宅へは帰れません。

　事件性の有無をチェックするために警察の管理下へ置かれ、検死されます。
　検死する医師の都合などによりますが、数日間かかる場合もあるようです。

　また、死体検案は自費になりますので、家族の負担は非常に大きくなります（負担金額は地域によって大きく差があります）。

　例えば、頭部CTなどで原因を精密検査して、そのうえで家族が納得して、死亡診断書の発行を強く希望していれば、②ではなく、①を選択する医師は多くなるかも知れません。

　その時に脳内出血があれば、死亡診断書の診断名が胃癌から脳内出血などに変わります。

　施設側が、家族が希望しているからという理由で主治医に相談しないことは、逆に家族に非常に負担をかける可能性がある（金銭面だけでなく精神的にも）ことを頭に入れておいてください。

　医師の方に知っておいてほしいことですが、平成19年福岡市の特別養護老人ホームでストレッチャーから転落し、脳挫傷で死亡した85歳の女性の死亡診断書に「脳挫傷による外傷性ショック死」と記載し、「外因死」とせずに「病死および自然死」として警察に届けなかった2人の医師が書類送検された事例があります。

　「死亡診断書記入マニュアル」と「異状死ガイドライン」は適宜変化していくと考えられるため、医師でなくとも死亡診断書の交付に関しては新しい知識を持つようにしましょう。

医療情報

　テレビをつけると毎日のように医療情報や健康情報を扱っている番組を
やっています。喫茶店でおしゃべりしている高齢者の話題はほぼ100％健康
に関するものです。

　多くの人にとって健康が非常に興味のあるテーマなのは間違いありませ
ん。様々な情報を収集し、検討して、最良の選択をすることは良いことです
が、テレビや雑誌の情報は誤っている可能性があることを絶対に心に留めて
おいてください。

　医療において「○○は100％正しい」、「○○は100％間違っている」という
ことはほぼありえません（今、本書を読んでいる人が生きていることは100％
正しいと思われますが）。何かの病気や症状に対する治療は、ある人に対し
ては効果があっても、全員に100％効果があるわけではありません。

　「テレビで○○が良いと言っていたから○○をしてほしい」、「知り合いか
ら○○が効くと聞いたから○○がほしい」という患者さんは後を絶ちません。
このような情報に左右される患者さんの多くは、医師がどんなに正しい情報
を伝えようとしても、テレビの情報や友人の話のほうを信じてしまうので、
なかなか納得して頂くことはできません。

　私も患者さんが少ない時は可能な限り時間をかけて説明をしますが、それ
でも納得してもらえない患者さんは少なからずいます。どうしても聞く耳を
もってくれない場合は「○分間、何度も～と説明するも納得されなかった」と
カルテに記載して断ることもあります。ごくまれに仕方なく要望に応じるこ
ともありますが、やり切れず非常に残念な気持になります。

　先日こんなことがありました。
　眩暈（めまい）の症状がどこで治療しても治らないという患者さんが私のク
リニックを受診されました。心臓や糖尿病、頸部動脈など私のクリニックで
可能な内科的検査と診察を行いましたが、原因がはっきりしなかったため、
頭部MRIや耳鼻咽喉科へ紹介もして、やっとのことで症状が治まる内服の組
み合わせが見つかり、症状の強さも10から1に軽減したとのことでほっとし

ていました。

　ただし、もともと高血圧や不整脈の治療薬も内服されていたため、結果として内服薬の種類が多くなってしまったのですが、薬剤による副作用も目立ったものは出現せず、経過を診ることができていました。

　この患者さんはもともと様々な症状の訴えがあり、不安感も強かったのですが、ある日、耳の下が痛むということで耳鼻咽喉科と歯科を受診されたそうです。そして、その受診した歯科で顎関節症と診断されたそうです。しかし、その歯科から私のクリニックに持参された診療情報提供書には「顎関節症の診断ですが、多剤処方されているため当院では治療できません。多剤処方のエビデンスはないため減量してください」と書かれていました。

　この歯科からの診療情報提供書の内容は突っ込みどころだらけで議論すらばかばかしいのでやめておきますが、問題は患者さんが歯科医の情報を鵜呑みにして、処方薬を減らさないといけないと思い込んでしまい、今まで苦労して症状を緩和させてきた治療経過を無視して、治療をやめてしまったことです。

　何のために治療するのか、解決したいことは何か、やめて良いこととやめてはいけないことは何か、全ての情報を吟味することがもっとも大切です。

　テレビや自分の信頼する人のいうことを盲目的に信じることも100％悪いことではありませんが、主治医は患者さんの体のことを可能な限り理解しようとしています。もう少し主治医の意見に耳を傾けてほしいものです。

　今回の件は、患者さんにとって、筆者が信用に値しない医師だということかもしれませんので、もっとがんばらないといけないという思いを新たにする出来事でした。

主な参考資料

- 株式会社 星医療酸器 (資料提供)
- ハリソン内科学
- 外傷初期診療ガイドライン
- 日本プライマリ・ケア連合学会基本研修ハンドブック
- 内科診断学
- 日本摂食・嚥下リハビリテーション学会誌15(1): 96–101, 2011
- 在宅医療機器展示センター　http://www.iryou.info/page/48
- http://www.peg.or.jp/paper/article/semi-solid/32.html
  Copyright©2001-2014 PEG Doctors Network. All Rights Reserved.
- 日本消化器学会
  http://www.jsge.or.jp/cgi-bin/yohgo/index.cgi?type＝50on&pk＝D57
- 医薬品医療機器総合機構PMDA 医療安全情報No.34 2012. 10
- 神奈川県看護協会 医療安全対策課　患者安全警報No6
- 富田薬品 あじさいVol.10, No.6, 2001
- 日本耳鼻咽喉科学会会報 巻号頁・発行日vol.115, no.2, pp.124-125, 2012
- 藤島一郎: 脳卒中の摂食・嚥下障害, 第2版, 医歯薬出版
- 大宿茂: 頸部聴診法の実際と病態別摂食・嚥下リハビリテーション
- 淡路摂食・嚥下研究会　http://dysphagia.webcrow.jp/cervical_auscultation.html
- 大石善也: ベットサイドで見極める 標準的嚥下評価法
- 栄養士ウェブ　http://www.eiyoshi-web.com/index.html
- ケーススタディー摂食・嚥下リハビリテーション50症例から学ぶ実践的アプローチ
- 木田厚瑞: COPD慢性閉塞性肺疾患
- 摂食・嚥下障害の評価(簡易版)日本摂食・嚥下リハビリテーション学会
- PEGドクターズネットワーク　http://www.peg.or.jp/ (PEGの部分)
- 介護の市民講座の時のノート (トロミの部分)
- 第26回日本静脈経腸栄養学会イブニングセミナー開催
  http://gakken-mesh.jp/info/wp-content/uploads/2011/04/2407f00de61670
  0e3951f32894746b7b1.pdf
- 胃瘻からの半固形化栄養材短時間注入法
  http://www.peg.or.jp/lecture/enteral_nutrition/05-02-01.pdf
- 褥瘡予防・管理ガイドライン 日本褥瘡学会
- 総務省消防庁「救急車利用マニュアル」
  http://www.fdma.go.jp/html/life/kyuukyuusya_manual/
- 循環器医のための心肺蘇生・心血管救急に関するガイドライン 日本循環器学会
- AHA心肺蘇生と救急心血管治療のためのガイドラインアップデート2015ハイライト
- 慢性便秘症診療ガイドライン2017

- Int J Nurs Stud. 2009 Jun; 46(6): 759-67. doi: 10.1016/j.ijnurstu.2009.01.007. Epub 2009 Feb 12. Effects of abdominal massage in management of constipation--a randomized controlled trial. Lämås K1, Lindholm L, Stenlund H, Engström B, Jacobsson C.
- 中央社会保険医療協議会 総会 (第313回) 議事
- 2014 年度診療報酬改定基準における経口摂取回復率の検討 Jpn J Rehabil Med 2015; 52: 713. 719
- 胃瘻の造設および転帰に関する実態調査 老年歯学 4: 352〜360. 2014
- 褥瘡予防・管理ガイドライン (第4版)
- 人生の最終段階における医療・ケアの決定プロセスに関するガイドライン 厚生労働省 改訂 平成30年3月
- 人生の最終段階における医療・ケアの決定プロセスに関するガイドライン解説編 人生の最終段階における医療の普及・啓発の在り方に関する検討会 改訂 平成30年3月
- "There is a golden hour between life and death. If you are critically injured you have less than 60 minutes to survive. You might not die right then; it may be three days or two weeks later -- but something has happened in your body that is irreparable."、R Adams Cowley, M.D.,University of Maryland Hospital Shock-Trauma Center
- 脳卒中治療ガイドライン2015 追補2017
- 東京消防庁ホームページ http://www.tfd.metro.tokyo.jp/index.html
- Thrombectomy 6 to 24 Hours after Stroke with a Mismatch between Deficit and Infarct. Engl J Med. 2018 Jan 4; 378(1): 11-21.
- Thrombectomy for Stroke at 6 to 16 Hours with Selection by Perfusion Imaging. N Engl J Med. 2018 Feb 22; 378(8): 708-718
- 高齢者高血圧診療ガイドライン2017 (日本老年医学会)
- 高血圧治療ガイドライン2019 (日本高血圧学会)
- Management of Hyperglycemia in Type 2 Diabetes, 2018. A Consensus Report by the American Diabetes Association (ADA) and the European Association for the Study of Diabetes (EASD), Melanie J. Davies, David A. D'Alessio, Judith Fradkin, Walter N. Kernan, Chantal Mathieu, Geltrude Mingrone, Peter Rossing, Apostolos Tsapas, Deborah J. Wexler and John B. Buse, Diabetes Care 2018 Sep; dci180033.
- 糖尿病治療ガイド2018-2019
- 高齢者糖尿病治療ガイド2018
- JPTEC協議会 http://www.jptec.jp/aboutus.html

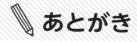
あとがき

　現在の平均寿命は約80年ですが、健康寿命は約70年といわれています。
　つまり、人生の最後の約10年は、何らかの看護・介護が必要になるんです。今後は高齢者の人口割合がどんどん増加していきます。ゆえ、介護が必要な人も増加の一途をたどることになります。

　また、現在は最期のお看取りを病院で行う人のほうが多いですが、今後は「入院が必要な高齢者数」＞「全国の病院全体のベッド数」となるため、全ての高齢者が病院で最期を迎えることは、どんなに希望しても不可能となっていきます。介護施設が現在のまま増加しないと仮定すると、全ての介護施設で看取ることとなってもベッド数は足りません。病院でも介護施設でも看取れない場合は、自宅で看取ることになります。
　現在は介護施設にも様々あり、お看取りを行わない施設も多いです。しかし、今後もずっとお看取りを行わないかというと、社会情勢次第ですが、変わる可能性が高いと考えます。
　高齢者人口、看護師や介護スタッフの知識や技術レベル、自宅や介護・医療施設で対応可能な患者さんの幅、家族の希望や死生観などの変化により、個人だけでなく組織も柔軟に対応していくことが求められると考えます。
　人生最後の10年をどのように過ごしていくか、これは看護・介護に関わる際に非常に重要な命題です。
　医師や高度な医療を提供可能な病院だけが変わればいいというわけではありません。今後はどんな人であっても看護・介護と関わらざるを得なくなっていきます。
　法律上の問題や介護施設の数などを含めた国の方針は、個人ではどうしようもありませんが、個人でもできる看護・介護に関する知識と技術の確認と更新作業は今後も続けていく必要があります。

　介護の世界では「医者は自分が一番偉いと思っている！」と、医師は嫌が

られることもしばしばですが、少なくとも医師よりも人間の体に詳しい職種はありません。

　「自分は看護・介護の世界で何年も仕事をしてきた」というような経験よりも、医師の知識と経験に耳を傾け、本書で勉強したことを大切にしていきましょう。

　絶対に知らないままにしないでください。

　いつでも医師に質問してくださいね。医療はどんどん進歩しますので、本書の内容が時代遅れになる可能性もありますから。

　本書を通じて、少しでも不安を取り除くお手伝いができたら幸いです。

平成 27 年 4 月 21 日

髙野 真一郎

(改訂版追記)

　新型コロナウイルス感染症の出現により、生活は大きく変わりました。

　病院や診療所の状況も大きく変わりました。当院でも、受診することで感染したくないという理由で来院されず、高血圧などの持病をお持ちの患者さんの状態が悪くなってしまったというケースもあります。

　生活習慣病などの基礎疾患のコントロールは健康寿命を延ばすためにもぜひ継続してください。感染予防をしながらでも、できることもあります。自分で治療中断を決めずに主治医と相談してください。また、医療の発展とともに、最良の対応もどんどん変わっていきます。ぜひとも相談しながら一緒に良い形で乗り越えられるようにがんばりましょう。

令和 3 年 1 月 2 日

髙野 真一郎

著者　髙野 真一郎

昭和51年生まれ。岩手医科大学を卒業後、北上済生会病院で初期研修を修了し、外科・心臓血管外科を専攻。多摩丘陵病院、慶應義塾大学病院、東京天使病院などにて急性期治療から慢性期治療を経験。その後、やまとサンクリニックなどにて在宅医療や介護と関わる。また、複数の地域・医療機関で胸部を中心とした幅広い分野の診療・指導にあたり、現在、東京都大田区に「しん平和島クリニック」を開院し、地域医療に従事。依頼により医師、看護師、介護スタッフなどへのレクチャーも行っている。本書は、著者が実際に使っていた看護師、介護スタッフへのレクチャーマニュアルがベースとなっている。日本プライマリ・ケア連合学会 認定医・指導医。

「これ」だけは知っておきたい
高齢者ケアにおける
命を守る知識と技術［超基礎編］

2014年 9月15日　第1版第1刷発行
2018年11月 1日　第1版第4刷発行
2021年 5月25日　改訂第2版第1刷発行

著　者　髙野 真一郎
発行者　松田 敏明
発行所　株式会社 メディカルパブリッシャー
　　　　〒102-0073 東京都千代田区九段北1-8-3 カサイビルⅡ 2F
　　　　TEL　03-3230-3841
　　　　Mail　info@medicalpub.co.jp
　　　　H P　http://www.medicalpub.co.jp

協　　　力　NPO法人 PEGドクターズネットワーク
協　　　力　株式会社 星医療酸器
企画協力　NPO法人 企画のたまご屋さん
装丁・本文デザイン・イラスト　株式会社 芳栄
印刷・製本所　シナノ印刷株式会社